El método científico *de la* *Seducción*

El método científico de la *Seducción*

J. HUMBERTO GARCÍA R.

Número de Control de la Biblioteca del Congreso de EE. UU.:   2013917475
ISBN: Tapa Dura   978-1-4633-6100-6
                    Tapa Blanda   978-1-4633-6101-3
                    Libro Electrónico   978-1-4633-6102-0

La información, ideas y sugerencias en este libro no pretenden reemplazar ningún consejo médico profesional. Antes de seguir las sugerencias contenidas en este libro, usted debe consultar a su médico personal. Ni el autor ni el editor de la obra se hacen responsables por cualquier pérdida o daño que supuestamente se deriven como consecuencia del uso o aplicación de cualquier información o sugerencia contenidas en este libro.

Este libro fue impreso en los Estados Unidos de América.

Fecha de revisión: 09/06/2014

Para realizar pedidos de este libro, contacte con:
Palibrio LLC
1663 Liberty Drive
Suite 200
Bloomington, IN 47403
Gratis desde EE. UU. al 877.407.5847
Gratis desde México al 01.800.288.2243
Gratis desde España al 900.866.949
Desde otro país al +1.812.671.9757
Fax: 01.812.355.1576
ventas@palibrio.com
480530

Índice

CUARTA SECCIÓN
Educación Sexual

"AQUEL MAS INTELIGENTE NO ES QUIEN TIENE UN COCIENTE INTELECTUAL MAS ALTO, SINO QUIEN SABE QUE HACER CON EL"

        DARIO GARCIA ALVARADO Q.E.P.D (MI ABUELO)

"UNO ES MAS AUTENTICO MIENTRAS MAS SE PARECE A LO QUE UNO SOÑÓ DE SI MISMO"

        TODO SOBRE MI MADRE 1999

"NO IMPORTA QUE, NO IMPORTA QUIEN, NI IMPORTA CUANDO.... ¡TIENES OPORTUNIDAD DE CONQUISTAR A CUALQUIER MUJER!

        HITCH 2005

PRINCIPIOS BÁSICOS: "PROYECTA AUTO VALOR (AUTO CONFIANZA) Y SÉ UN MACHO ALFA"

        BASADO EN PUA'S 2006

"EL JUEGO DE LA SEDUCCIÓN NO ES OTRA COSA QUE SELECCIÓN NATURAL EN UN MUNDO DE DARWIN"

        HUMBERTO GARCIA 2007

Agradecimientos

Resulta difícil organizar las palabras cuando me viene a la mente tanta gente a quien debo dar las gracias por haber contribuido de alguna manera a la redacción de este libro.

Esta obra es la suma de diversas experiencias y aprendizaje. De la fusión de todas estas experiencias, lectura de material relacionado al tema, así como mi formación profesional, se forma la amalgama que da como resultado el método que en esta obra se plasma.

Quisiera agradecer primero que a nadie, a mis padres, Javier García Oregel y Laura del Carmen Rosas Parra por su esfuerzo y dedicación en mi formación como ser humano y mi educación profesional. Sin ellos no sería la persona quien soy y sin ellos este libro no existiría.

A mis tíos Irma García Wilson y Ken L. Wilson. A mi tía porque llegó a ser mi como mi madre en alguna época, teniéndome en su casa como si fuera su hijo e interviniendo en mi formación dándome gran apoyo tanto económico como moral y una visión más amplia del mundo que nunca habría logrado sin vivir en otro país y aprender otro idioma con ella. A mi tío porque sin ser yo su pariente consanguíneo me apoyó y me recibió en su casa también como si fuera su hijo, además fue mi profesor de álgebra, y mi fuente más fidedigna de aprendizaje del idioma inglés, y antes que nada un gran amigo para mí, a pesar de la diferencia de edades. Siento profundamente que el haya fallecido antes de ver esta obra.

A mi hermano, Javier Armando García Rosas, con quien comparto no solo sangre, sino toda la etapa de la niñez y adolescencia, experiencias e incluso profesión y que indudablemente, siendo el mayor que yo, influyó desde niño en la formación de mi personalidad e ideología.

A mi amigo y colega, Jorge Alberto Hidalgo Herrera quien está por terminar su especialidad en ginecología y obstetricia y colaboró en la compilación de información y redacción del último capítulo sobre

ETS, y más que esto, estuvo presente gran parte del tiempo en que yo experimentaba con este método.

A mi amigo Cristian Becerra Monroy (mi amigo Scout), con quien llevo una amistad de 18 años y sin cuya influencia es posible que me hubiera perdido en conceptos más misóginos y desinterés por las mujeres que conocí en el trayecto. Su influencia me proporcionó una cuerda de la cual tirar para no hundirme en el pantano que pudo ser la experiencia de "las mujeres" con el peligro de perder mi personalidad y volver el sexo el único objetivo en mi vida, sin ver más allá.

A todas aquellas chicas que, de una u otra forma, me motivaron a redactar este libro y a las que, sin saberlo, agregaron alguna experiencia para compartir en él. Les agradezco y recuerdo con cariño porque me acompañaron en algún tramo de este viaje dejando una huella importante en mi vida, sin saber, ni ellas ni yo, en donde estaría o quien sería aquella con quien hiciera una conexión tan fuerte que ambos deseáramos parar en nuestras respectivas búsquedas para formar una relación estable.

Finalmente a mi pareja desde hace casi 4 años, Janeth Pérez Escobar, que tambaleó mis perspectivas y mi mundo, al grado de llevarme a abrir un capítulo nuevo, tanto en este libro como en mi vida. Con quien entablé esa conexión que en algún momento pensé que ya no existiría. ¡Ella es el mejor capítulo de mi libro y de mi vida!

A todos… ¡Gracias!

Prefacio

Era finales de 2006. Yo estaba a punto de cumplir 25 años y me acababa de titular y mudar a Puerto Vallarta a trabajar como médico general. Era un paraíso en muchos sentidos el tener ese trabajo y en un lugar así. Sin embargo, yo me sentía devastado porque mi novia (con quien estuve desde los 19) me había terminado definitivamente. Los últimos 5 años me había dedicado a mi carrera y a ella prácticamente en exclusividad. Ahora solo tenía la carrera ya que había descuidado todos los demás aspectos de mi vida por dedicarme a ella.

Ni de broma quería establecer una relación estable y de exclusividad. Quería sentirme libre, ser yo y no explicarle nada a nadie; desarrollar otros aspectos de mi vida que tan abandonados tenía. Quería salir, conocer mujeres y tener relaciones "de rato". Como esas que yo veía que "todos" tenían de una manera tan natural y sin tapujos y que aún no lograba entender por qué si a otros se les daba tan natural a mí nunca se me había dado. ¿Sería que tenía la suerte de siempre toparme con mujeres que se querían comprometer? ¿Sería que algunas también quisieran experimentar y era yo quien no sabía identificarlas? Y la pregunta del millón en ese momento era ¿Cómo diablos iba a empezar a salir con chicas si por 5 años estuve solo con una? ¿Cómo abordaba mujeres con la intención de salir a hacer fiesta? ¿En dónde tenía que buscar a las chicas liberales que yo quería conocer? Eran muchas preguntas que no tenía idea como responder. Lo único que sí sabía era que había pasado demasiado tiempo siendo el integrante débil de la relación y me había quedado en el asiento trasero, avanzando en dicha relación hacia donde mi exnovia la hubiese querido llevar. Lo peor es que las pocas relaciones previas que tuve, fueron una catástrofe similar y siempre me sentí falto de control de esas relaciones, ¡dónde siempre fui el débil! Por eso, de lo único que estaba seguro en ese momento es que no me quería volver a sentir así… ¡Nunca más!

Pasaban los días y la idea no se iba. De alguna manera regresó a mí un concepto que aprendí durante un curso de Cambridge encaminado a la enseñanza del idioma inglés. Tal concepto lleva el nombre de "teoría de las inteligencias múltiples". De esto aprendí que "inteligencia" se puede definir como la capacidad que tiene un individuo para resolver un problema determinado. Y que no todos resolvemos un mismo problema por los mismos medios. Al final lo que cuenta es resolverlo. Y que, para ese momento se hablaba de 7 inteligencias más una de reciente implementación:

1. Visual. Procesa información más fácilmente si se relaciona con algo que se vea.
2. Auditivo. Procesa información mejor si la oye. Son buenos músicos.
3. Lógico-matemático. Entiende mejor las fórmulas y sigue pasos metódicos.
4. Quinésico-corporal. Requiere tocar las cosas. Buenos mecánicos.
5. Espacial. Se orienta mejor con la ubicación en el espacio. Buenos arquitectos.
6. **Intersocial. Tienen una habilidad nata para relacionarse con otros.**
7. Intrapersonal. Muy autoanalíticos. Analizan aunque no externan opiniones.
8. Naturalista. Logra entender mejor cuando puede darle grupos o categorías a las cosas.

Todos tenemos todas las inteligencias, pero por genética o por formación desarrollamos más alguna de ellas, de ahí que algunos alumnos son excelentes en matemáticas pero no dan una al jugar deportes. De ahí que otros sean excelentes deportistas pero pésimos en clase de artística. Y de ahí que otros lleven excelentes relaciones y sean simpáticos, carismáticos con muchas chicas incluso si tienen reprobada la mitad de las asignaturas. NADIE es un idiota, solo desarrollamos diferentes inteligencias.

Además, conforme pasaron los años en la carrera de medicina, más de alguna vez, mientras estudiaba el módulo de "personalidad" (psicología), descubrí que los psicólogos hablaban también de la inteligencia emocional e incluso vi artículos sobre inteligencia sexual entre otras. Finalmente concluí que podía haber una inteligencia para cada cosa y que TODO puede ser aprendido incluso si no tenemos el talento nato. ¡TODO! Y entonces, decidí que en algún lado tendría que estar la información que yo necesitaba para desarrollar mis habilidades intersociales y de seducción. Y empecé a investigar…

Inicia la travesía

Estaba decidido a encontrar el método "infalible" que me brindara la experiencia que buscaba. En el camino encontré desde los consejos de revista como "Quo" o Men´s Health, hasta libros como "seducción para dummies (tontitos)". Incluso repasé la película de "Hitch" con Will Smith esperando que esta estuviera basada en investigación y diera pautas para la vida real. Me di cuenta que, más que nada, me identificaba con el personaje (por lo menos la primera y más patética mitad de su vida) y que, por otro lado, había un sesgo cultural en conceptos como "el beso de la tercer cita". Aun así eventualmente si saqué un par de conceptos de ahí. Mientras la búsqueda por internet continuaba, lo que más abundaba eran las simples definiciones de términos como "gigoló", "seducción", "conquista" y MUCHOS sitios porno. Hasta que me topé con uno de un tipo que proclamaba tener el mejor método de seducción. Daba respuestas a supuestas preguntas que le habían hecho y narraba un par de ejemplos de cómo se había llevado a casa a una chica que conoció en la calle. Si quería saber más debía pagar la suscripción a su página, lo cual no podía hacer por 2 razones. Primero me preguntaba si de verdad tendría un método funcional, si no era una estafa. Y segundo, aunque lo hubiera querido, todo era por internet y se requería una tarjeta de crédito, lo cual yo no manejaba en ese tiempo. Pero a partir de esa página conecté con otras donde había algunos que se autoproclamaban los "pick up artists" y otros que sin hacer alusión al término daban consejos similares. Todos exigían una cuota para hablarte más sobre sus secretos por lo que no tardé en agotar los "secretos" gratuitos.

Por otra parte, 2 cuestiones me desmotivaron a seguirlos ciegamente. Uno fue lo simplista de algunas definiciones. Por dar solo un ejemplo, su definición de que el hemisferio izquierdo cerebral se encarga de las emociones. Eso puede tener un poco de verdad, pero hay una gran omisión al no mencionar al sistema límbico y no conocer el hecho de que las personas más reaccionarias (o temerosas de tomar iniciativas) son aquellas con una amígdala cerebral más desarrollada. El otro hecho que me desagradó fue que 3 de cada 6 palabras en sus textos era "bitch" y las otras 3 eran "fuck the bitch". Mucho se mencionaba sobre "hacerle el favor" a esas "bitches" de salir con ellas. Me pareció misógino el abordaje por lo que me quedé solo con los conceptos que me parecieron más relevantes y de los que ya tenía un conocimiento previo, pero que nunca había enfocado a un objetivo particular, destacando "programación neurolingüística" y el "macho alfa" (capítulo 1).

Un tercer concepto crucial se desprendió de una conjunción de 2 fuentes. En el trabajo, mi jefe me había encomendado leer "la imagen del éxito" de Gaby Vargas con la finalidad de que supiera "proyectar" la imagen adecuada a los pacientes, sobre todo los extranjeros. Esto último porque luzco más joven de lo que soy y según él los pacientes anglosajones estaban acostumbrados a ver doctores mayores de 35 en su mayoría (debido a su sistema de educación). Pero con el "speech" y la proyección correctos eso sería lo de menos. Como buena diseñadora de imagen, Gaby Vargas habla algo sobre neurolingüística y lenguaje corporal, lo cual ya me parecía interesante de por sí. La segunda fuente que habla al respecto es poco ortodoxa, pero da datos verídicos finalmente. No extraña que Hitch (el personaje de Will Smith), siendo diseñador de imagen, hable sobre esos mismos datos (además en ese momento estaba dispuesto a recibir información de cualquier fuente).

Acumulaba conceptos en mi libreta especialmente destinada para eso (que al paso de los años se convirtió en este libro), pero nada de experiencia. Necesitaba hilar esos conceptos en la vida real. Me enteré que no hacía mucho había llegado a Puerto Vallarta a trabajar una conocida. Era atractiva pero como íbamos en carreras distintos nunca habíamos charlado mucho, además yo tenía novia. Y lo más importante, mi menos desarrollada inteligencia intersocial me habría impedido relacionarme con ella de cualquier modo. Para entonces yo ya había tomado la decisión de dejar mi trabajo (a cambio de enfocarme en pasar el Examen nacional de aspirantes a una residencia médica en México y convertirme en cirujano). Como me iría pronto de la ciudad decidí que no tenía mucho que perder. Conseguí su número y la llamé con no sé qué pretexto. Accedió a vernos un día…

…una vez en su casa continuamos las caricias, desvistiéndonos y tuvimos el sexo más casual y fuera de compromiso que yo hubiera tenido nunca. ¡Más atónito yo ya no podía estar! A pesar de todos mis errores, aquel día había terminado con sexo. Ese debía ser el inicio de muchas experiencias que estaba deseoso por vivir. El inicio de una manera de actuar que estaba seguro puliría ¡hasta dónde me fuera posible!

La experiencia me dejó absurdamente alegre y un cambio conductual que fue, sin duda, un parte aguas en mi vida. Quedaron muchas cosas por analizar después. Lo primero fue darme cuenta que por mucho tiempo (y en varias ocasiones que mi novia me había terminado) yo había reprimido mi deseo de salir con alguien pensando que era como engañar a mi ex. ¡Después de todo podíamos volver! Ya no más. Ella me había dado mi libertad de vuelta y tenía que vivirla. En seguida, estaba esa extraña sensación de no saber si yo había escogido a la chica o ella me había escogido a mí. Como yo le llamé, decidí que yo la había escogido. Comprendí que esa sensación se debía a que yo iba con la idea de que yo tendría que hacer absolutamente TODO. No había sido así, solo tuve que tomar la iniciativa. A pesar de haber tenido sexo con ella, sentía que había hecho las cosas algo mal. De esto saqué algunas conclusiones. A las mujeres les gusta tener sexo tanto como a los hombres. De acuerdo a su formación algunas tendrán conflictos internos al respecto o serán conscientes de ello pero no querrán ser obvias. Otras simplemente lo demostrarán abiertamente y como algo natural. En esta ocasión fue obvio que ella también tenía el deseo de tener sexo conmigo. Y entonces, surgió una pregunta de mucha trascendencia. ¿Cómo podía inducir ese deseo en otras chicas con quienes saliera? De esa pregunta nació el precursor de solo 3 o 4 hojas del método que leerás a continuación.

Introducción

¿Qué es la seducción?

El término puede tener connotaciones buenas o malas según sea el contexto o el autor. Según la real academia española seducir es "engañar con arte y maña; persuadir suavemente para algo malo" o "atraer físicamente a alguien con el fin de obtener de él una relación sexual". Es persuadir a alguien con el fin de cambiar su opinión o hacerle adoptar un comportamiento según la voluntad del que seduce. Algunos más románticos como Arthur Love definen el término como el "arte de hacer feliz a la mujer".

El tema de la seducción es bastante viejo y te mentiría si te dijera que este es el primer libro al respecto. En realidad el primer escrito con consejos al respecto data de hace dos mil años por Ovidio. Ese fue solo el inicio de infinidad de autores que podríamos encontrar, Søren Kierkegaard con "diario de un seductor", Erich Fromm con "El Arte de amar", Vatsiaiana con "Kama Sutra" y algunos más recientes que han escrito libros como Ed West con "How to get hot women into bed" o múltiples sitios de internet de grupos autonombrados como los "Pick up Artists" (PUAs) que narran técnicas de seducción y comparten experiencias. Estos últimos a partir de la creación de "The Game" de Neil Strauss y algunos han publicado ya sus propios libros. Todos los anteriores solo por nombrarte algunos que no estaría de más que revises si te interesa. Sinceramente yo no los he leído todos pero de aquellos que sí leí fragmentos obtuve perspectiva. Quizá algunas cosas te sean útiles y te identifiques con sus puntos de vista y otros puntos los repudies, pero la idea es que te formes tus propios criterios.

En términos científicos más actuales (Fisher, 1992), la seducción es una forma de asegurar la transmisión de información genética de una generación a otra. Ello se consigue mediante la conjugación de dos elementos: 1. Los impulsos sexuales básicos y 2. Los vínculos afectivos primarios. La conjugación de ambos da por resultado comportamientos de cortejo y seducción.

Suena muy fácil, sin embargo el ser humano se puede evaluar desde 3 esferas. La biológica, la psicológica y la social. Si todo fuera biológico sería suficiente con dichos impulsos. Pero hay cuestiones sociales que hacen dudar sobre si tomar la iniciativa. Por ejemplo la duda sobre si somos correspondidos o no, diferencias de edades o falta de confianza en nuestra propia eficacia como seductores.

¿Por qué es tan importante la seducción?

No es casualidad que desde hace tanto tiempo se piense y se escriba al respecto. Si hay tanta controversia al respecto es porque es parte de nuestra programación biológica y parte de nuestra subsistencia como especie. Y por supuesto que esto nos rige siendo una muy importante parte de nuestra vida psico-social. De hecho, no me parece exagerado decir que gran parte de nuestra existencia gira alrededor de este hecho. Existen dos teorías muy básicas que explican esto último. La primera es la teoría del desarrollo psicosexual de Freud y la otra es la del desarrollo psicosocial de Erik Erikson.

La teoría del **desarrollo psicosexual de Freud** consiste en 5 etapas de la vida. Freud pensaba que la energía sexual de un ser humano influye en el desarrollo psicológico del mismo conforme su energía sexual se va canalizando en distintas partes de su cuerpo conforme el niño se va desarrollando hasta su edad adulta. Son los sitios del cuerpo donde el niño en desarrollo puede ir generando más placer durante dichas etapas.

1. Etapa oral. Se desarrolla durante el primer año de vida. Los bebés conocen el mundo a través de sus bocas. Por ahí se nutren y cuando encuentran algo nuevo su tendencia es llevarlo a la boca, que es su "foco" de sensibilidad en esta etapa.
2. Etapa anal. De 2 a 3 años. Marca el inicio del desarrollo del "ego" conforme el niño se vuelve consciente de sí mismo y las demandas de la realidad. El problema principal de esta etapa es el control de esfínteres y excretas del cuerpo. Una lección de

autocontrol que el niño aprende durante el entrenamiento del escusado.

3. Etapa fálica (o de Edipo). 3 a 6 años. La sensación sexual se localiza en el pene o el clítoris. Tienden a jugar con sus órganos sexuales. Según Freud es la etapa del "complejo de Edipo". Los niños de este grupo frecuentemente anuncian que "cuando crezcan se casarán con papá/mamá" y de manera inconsciente rechazan al padre del sexo opuesto. Para el final de esta etapa, a los 5 o 6 años, pasan por un proceso de "identificación" con el padre del mismo sexo en el cual toman sus estándares de consciencia y moral. Es decir, aparece el "superego". Los patrones de personalidad se completan y aparecen los conflictos inconscientes entre "id" y "superego" que perseguirán a la persona durante toda su vida (ver definición de "id, ego y superego" en el siguiente capítulo).

4. Período de latencia. Desde el final de la etapa fálica hasta la pubertad. De acuerdo a Freud los conflictos mentales del conflicto de Edipo se reprimen. El niño va a la escuela, hace amigos, desarrolla autoconfianza y aprende reglas sociales apropiadas para el comportamiento masculino o femenino.

5. Etapa genital. Comienza en la pubertad y permanece el resto de tu vida. Marca el comienzo de lo que Freud consideró una sexualidad madura de la edad adulta. La energía sexual se localiza en los genitales e impulsa a las personas hacia el acto sexual.

Las ideas de Freud fueron generadoras de gran debate y probablemente extremas para su época. Sin embargo, hasta la fecha sus teorías son la base del psicoanálisis y Freud es considerado por muchos como el padre de la psicología. Sus técnicas en terapia sin duda dejaron un gran y poderoso legado.

La *teoría psicosocial de Erikson* consta de 8 etapas. Erikson, a diferencia de Freud, pensaba que había muchas fuerzas psicológicas y sociales (no solo sexuales) que moldean la personalidad de la gente. Conforme las personas van madurando, según Erikson, se van enfrentando a diferentes etapas de "crisis" y la manera en que las resuelvan afectará su personalidad y su percepción del mundo externo durante toda su vida.

1. Confianza vs. Desconfianza. La crisis ocurre durante el primer año de vida del bebé cuando depende de otros para que le provean comida, comodidad, y protección del frio, del calor, etc. Si estas necesidades no son satisfechas el niño jamás desarrollará la **confianza esencial** para funcionar en el mundo, **especialmente en las relaciones.**

2. Autonomía (independencia) vs. Vergüenza y duda. 1 a 3 años. Aprende a ser independiente y debe hacerlo sin sentirse dudoso o avergonzado.

3. Iniciativa vs. Culpa. Crisis del prescolar. Conforme adquiere nuevas habilidades físicas y mentales debe aprender a controlar sus impulsos infantiles. El riesgo consiste en desarrollar un sentimiento de culpa muy fuerte sobre el desarrollo de dichos instintos (por padres muy represivos como ejemplo).

4. Competencia vs. Inseguridad. La crisis de los escolares. EL niño aprende a usar herramientas y habilidades para la edad adulta. Si no logra hacerlo adecuadamente puede desarrollar complejo de inferioridad.

5. Identidad vs. Confusión de rol. La crisis de la adolescencia. El adolescente debe lo que será como adulto y que hará de su vida. Si esto es resuelto el adolescente tendrá una identidad propia muy fuerte.

6. **Intimidad vs. Aislamiento. La crisis del adulto. Una vez que el individuo tiene una identidad formada, decía Erikson que, debe compartir esa identidad con alguien más y aprender a formar compromisos. No importa que tan exitoso sea en el trabajo, un individuo no está completo hasta que es capaz de comprometerse y de formar intimidad.**

7. **Generatividad vs. Estancamiento.** Es la crisis de los años intermedios de la adultez. Una vez que has logrado resolver todas las crisis anteriores hay de dos sopas. La primera es volverte egoísta y gozar lo que sabes para ti mismo. La otra

compartir lo que sabes con generaciones nuevas. O bien, gente con menos experiencias. Una forma habitual de resolver esta etapa es la paternidad.

8. **Integridad del ego vs. Desolación.** Es la crisis de los ancianos. Superarla implica alcanzar sabiduría y paz espiritual. Así como un niño sano no le teme a la vida, un anciano sano no debería temer a la muerte.

La seducción es algo natural. Está presente entre las especies y no es exclusiva del ser humano. Entonces, ¿por qué darle tintes de maldad o de pecado? Es algo que, le guste a quien le guste está presente en el subconsciente colectivo y en todas las culturas. Es una parte importante de nuestras vidas y ejercerla de manera natural (y responsable) no convierte a nadie en pecador ni amigo del diablo. Solo te hace una persona saludable y en el mejor de los casos puede generar una sensación de autoeficacia que pienso que es muy importante en la consolidación de la seguridad de sí mismo de un individuo. Esta seguridad puede ser muy útil en diversos aspectos de la vida de cualquier hombre así que ser un seductor exitoso igual puede ayudar a traspolar ese éxito en todos los demás aspectos de su vida.

¿Quién puede ser seductor?

Todos hemos escuchado sobre "el misterio" que representa la mente femenina y el rollo ese de que "las mujeres son de venus y los hombres de marte". Yo creo que si quieres conquistar a una mujer te olvides de esas frases y mejor recuerda la de "a las mujeres no hay que entenderlas, hay que quererlas" (pero fíjate bien eh, NO confundir con la frase que de broma dice un amigo: "a las mujeres no hay que entenderlas, hay que pegarles"). No es verdad que las mujeres sean un misterio. Todos sabemos en qué son distintas a nosotros, es más bien que a veces quisiéramos que pensaran como nosotros y nos frustra cuando no es así. Entre más pronto ACEPTES esas diferencias, más pronto podrás dejar de distraerte con ellas y empezar a enfocarte en lo que debes hacer para atraer chicas. Es decir, ¡seducirlas!

Entonces, respecto a la pregunta sobre quién puede ser un seductor, la respuesta es que todos pueden serlo. Es, como todo en la vida, cuestión de desarrollar la habilidad. Lo importante entonces es a quién le puede servir este libro. Este libro está dirigido a hombres adolescentes, más bien adultos jóvenes con personalidad introvertida que no han tenido éxito con las mujeres. Ya sea porque temen intentarlo o porque lo han hecho y el fracaso los desalentó a seguirlo haciendo. Si eres una persona extrovertida y con éxito entre las mujeres, la verdad, es posible que el mejor uso que le encuentres a este libro sea como apoyo a esa patita "mocha" de tu mesa. No pretendo enseñarte como engañar mujeres ni cómo tratarlas de manera misógina. Pretendo mostrar las relaciones amorosas y sexuales humanas como lo que son, algo completamente natural. Algo que a las mujeres también les atrae y que, a diferencia de lo que la sociedad nos quiere hacer creer, ellas también pueden disfrutar sin que ello implique que quieren generar un compromiso (pero que hay que distinguir cuando sí y cuando no).

El conocimiento es algo fascinante ya que cada cosa que uno aprende la puede poner en práctica en infinidad de maneras. Muchas de las cosas que aquí expongo las leí en libros que nada tienen que ver con sexualidad o con seducción. Sin embargo, es responsabilidad tuya el uso que le des a cada cosa que aprendas. Espero que lo que aquí aprendas te pueda servir para aplicarlo en todos los aspectos posibles de tu vida y que te sirvan para crecer como ser humano y como hombre. Que llegado el momento encuentres a quien sea tu compañera el resto de tu vida, formes una familia y puedas llevar contigo el conocimiento sin que ello te atrape en esta etapa de tu vida. Que logres resolver esta etapa (la sexta de la teoría de Erikson) de forma saludable y la dejes atrás cuando tengas que hacerlo para que puedas avanzar a la siguiente etapa y a su vez que desarrolles tu vida de manera exitosa.

¡Bienvenido al método científico de la seducción y suerte!

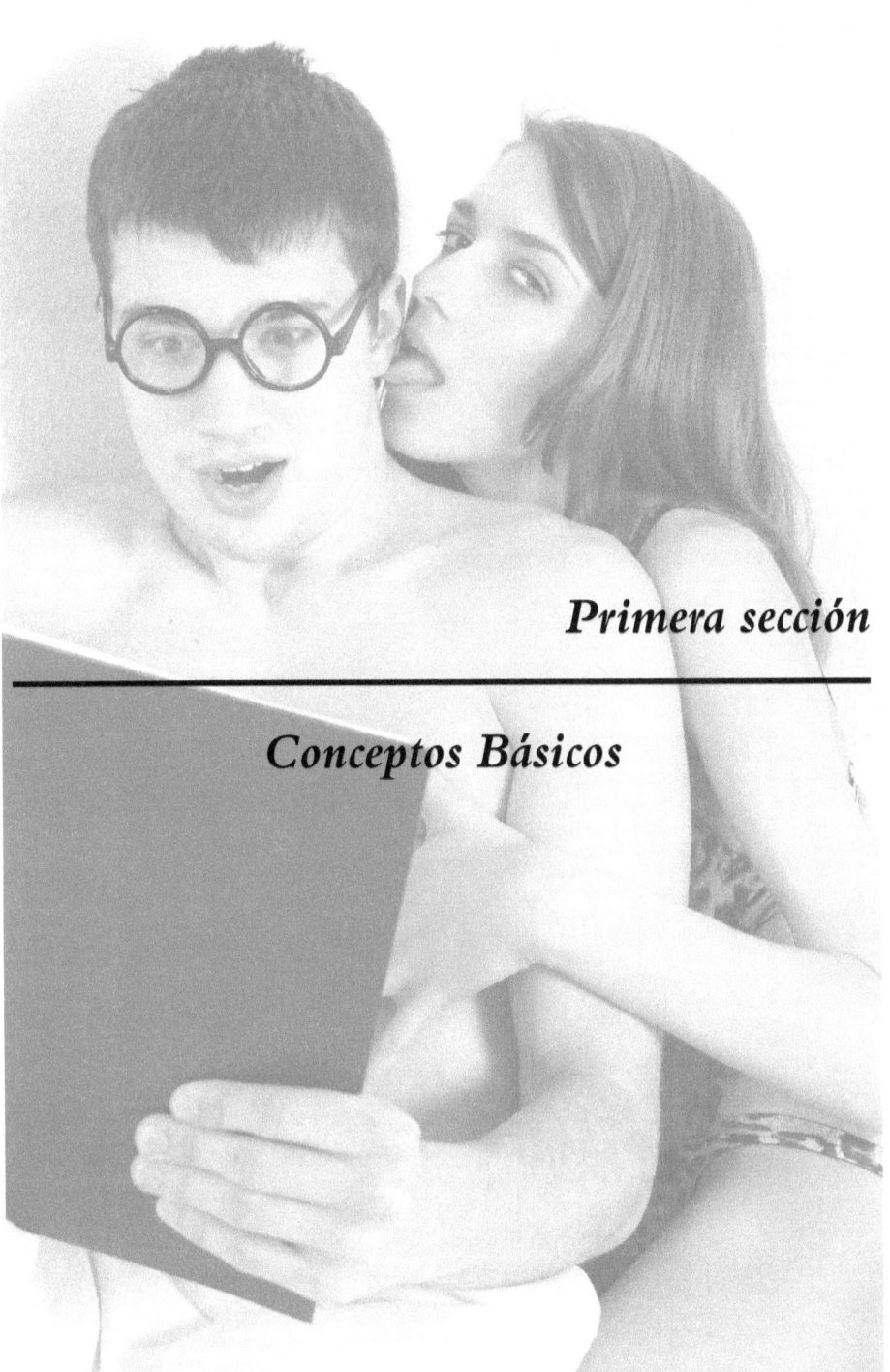

Primera sección

Conceptos Básicos

Capítulo 1

Conceptos Básicos

Antes de comenzar, sería justo aclarar que las relaciones "amorosas" humanas no son todas iguales. Si tratamos de clasificarlas de una manera simple las podemos colocar en tan solo dos categorías:

1. Relaciones liberales.
2. Relaciones formales.

Dentro de cada una de estas, quizá podríamos hablar de sin fin de variaciones de acuerdo a las distintas personalidades pero es importante hacer esta aclaración ya que todo lo que aquí se trate deberá ser ajustado de acuerdo a si quieres o pretendes una relación formal o una relación liberal. En su mayor parte, los principios que aquí se discuten aplican para ambas categorías, lo que cambia son tus intenciones a corto o largo plazo.

Ante todo, y trátese de la categoría que se trate siempre deberás tratar con respeto a todas tus "amigas" o novias. Y la diferenciación entre estas "categorías" debe ser clara. Nunca mientas o engañes para obtener sexo. Descubrirás que no solo no es correcto, tampoco es necesario y más aún, es posible que la mejor forma de iniciar una relación formal sea de manera casual y que parezca liberal hasta que llegue el momento adecuado para hacerla más formal. Es como una línea continua donde a un extremo tenemos una relación completamente informal y al extremo opuesto tenemos un matrimonio consumado. Es un proceso dinámico en el cual conforme haces crecer la relación vas adquiriendo más compromiso, y que tanto avances en la línea continua depende solo de ti.

Relación liberal ╌╌╌╌╌╌╌╌╌╌╌╌╌╌╌➤ Matrimonio
Noviazgo → Noviazgo/compromiso

Esta diferenciación es importante también porque si eres alguien que está leyendo esto, eres también, probablemente, alguien que pocas relaciones "amorosas" ha tenido debido a tu gran sentido de "la moral" o simplemente por ser introvertido. Tal vez no porque te guste lo "moral", sino porque eres alguien que se preocupa por no "faltarle al respeto" a una mujer, o no sabes cómo tener sexo y NO compromiso, o bien sabes cómo, pero tu conciencia te hace sentir culpable. Es decir, eres "conciente" en exceso. Olvídate de eso. La frase "el juego de la seducción" es real. Es un juego con reglas y hechos NO escritos. Nadie lo habla, pero existe. Y la única clave para entrar en él es que nunca hables sobre él, solo involúcrate y "juega". La regla que yo pondría seria solo, como dije antes, *"nunca hagas daño o utilices a nadie, no mientas ni engañes"*.

Como dije, los principios son en general los mismos y de una relación liberal podrá establecerse posteriormente una formal, sin embargo, la mayor parte de lo aquí tratado se enfoca a las relaciones liberales. Lo primero será aprender cuales son esos principios. A continuación te doy una lista de "conceptos de oro" de las cuales podremos partir más adelante para llevar a la práctica el arte de la seducción. Por el momento pueden parecer una serie de definiciones que incluso no tienen mucho enlace entre sí. Conforme vayas leyendo verás cómo es que todo es útil en su preciso momento.

Cuando tuve aquella primera cita en Vallarta todo lo que tenía eran los esbozos de algunos de los conceptos que estás por leer. Yo partí de aquí y por eso te sugiero que tengas un poco de paciencia y los revises con mente abierta y atentamente antes de pasar al método como tal, pues de esto depende que te sea más fácil asimilarlo posteriormente.

- Primero que nada, grábate bien el siguiente hecho: ¡*A las mujeres les gusta el sexo tanto como a ti*! La presión social y algo llamado mecanismos de defensa del ego (ver más adelante) hacen que actúen como si no les gustara. En realidad lo que temen es manchar su imagen.
- El siguiente concepto que debes hacer parte de tu sistema es que *"para tener éxito con las mujeres (o en cualquier cosa en la vida) debes estar dispuesto a fracasar más de una vez"*. NO es tan malo como suena, en realidad el principio de esto es que cuando fallamos en conquistar a alguien que nos gusta nuestra auto confianza se ve dañada. En este concepto te digo que para tener éxito a largo plazo debes estar dispuesto a perder a veces y que eso es solo un evento NORMAL. No debes dejar que eso baje tu moral y autoestima. La traducción de esto es que

"si no tratas de conquistar a nadie por temor a que te rechacen, pues simplemente no vas a conquistar a nadie". Así que, si en el lapso de tu vida lo intentas establecer una relación con 40 mujeres y solo 20 responden positivamente, pues ya estas obteniendo resultados ¿no? Ahora bien, el hecho de que sean relaciones liberales no implica que hables de otras chicas con la que estés en momento dado. Aunque no tengas compromiso alguno, no es apropiado. Como dije antes, ¡mejor no digas nada! Para esto tendrás que entrenar a tu conciencia, pero parte del método es <u>actuar de manera deliberada</u>. Salir de tu zona de confort y estar preparado para cualquier resultado, tomar cada experiencia como entrenamiento, algo así como un deporte. No todos los tiros son gol, pero entre más tires más preciso te vuelves.

- Compórtate como un **macho alfa**. Deja que la naturaleza te guíe. Somos simples animales y no escapamos a los principios de Darwin. En muchos grupos de animales puedes identificar un macho dominante el cual guía y también protege a los más débiles. Este macho regularmente se queda con las hembras también. Este se conoce como macho alfa. Es un concepto clave ya que es más o menos de manera resumida (tal vez simplista) lo que quieres proyectar para tener más "atractivo sexual".

- Existen otras 2 categorías menos mencionadas en la literatura que son la clase *"beta"* y *"omega"*. Un macho beta es el segundo al mando se podría decir. Cuando el macho alfa muere es sustituido por el macho beta. En algunas especies el macho beta ayuda a cortejar a la hembra (aunque no se queda con ella). De manera que puedes echar mano de un compañero "beta" cuando andes en grupo. La clase "omega" es la clase de menor rango en el grupo.

El argumento en contra de esto podría ser que somos humanos con una "inteligencia" superior y que controlamos nuestros instintos. Como médico te puedo decir que así no es como funciona. SOMOS animales (mamíferos de manera más precisa). Animales inteligentes hasta cierto nivel, pero animales primitivos a un nivel inconsciente o subconsciente.

Por supuesto que somos más que eso. Los humanos podemos ser analizados en 3 esferas: la biológica, la psicológica y la social. En este punto solo trato de puntualizar la gran influencia de nuestro lado biológico. Nuestro lado animal.

¿Por qué las mujeres tienen más apetito sexual durante el periodo de ovulación? Porque sus niveles estrogénicos y de progesterona son más altos. Incluso se puede utilizar testosterona como tratamiento médico para una mujer frígida. Hasta allá llega la importancia de las sustancias en nuestra psique. Estamos gobernados no solo por neuronas. También por el hipotálamo, que algunos autores llaman el "cerebro primitivo" y las hormonas que este produce para luego liberar cierto "instinto" o "pulsión".

Me ha tocado presenciar copulaciones entre distintas especies. Una que me llama mucho la atención es la de los caballos. El garañón muchas veces es pateado por la yegua cuando trata de preñarla. Incluso lo muerde, dependiendo también, claro está, de cada yegua. Lo relevante de esto es que si el garañón es joven y "nuevo", tal vez se rinda sin llegar a copular. No fue suficientemente "dominante" (no fue **alfa**). De lo contrario, un caballo garañón con más experiencia y más dominante somete a la yegua y no se deja golpear o amedrentar. Controla a la hembra sin necesidad incluso de golpearla, solo por medio de lenguaje corporal (ruidos, gestos que en los caballos es por medio de posturas y posición de las orejas, en los perros la cola, etc.) y finalmente llevan a cabo la cópula.

Esto de acuerdo Darwin es selección natural. No solo el macho escoge que hembra quiere preñar. La hembra también escoge al "mejor macho" para tal propósito, al macho dominante, al *macho alfa*, no al macho beta ni mucho menos el macho omega.

En términos animales el macho alfa, el más deseable, es el que está en mejor forma física y sobresale de los demás. Sin embargo hemos evolucionado y en el homo sapiens sapiens hay formas distintas de "proyectar" poder. El poder del dinero o el estatus social (por ejemplo si eres famoso o tienes una profesión respetable) se han vuelto parte de la nueva selección natural. Sin embargo eso tampoco lo es todo por eso debes trabajar en proyectarte como alfa utilizando tus propias cualidades.

Para que tú te conviertas en el "macho ideal" debes trabajar un par de aspectos. Por un lado, el físico y la limpieza SI tiene importancia y hay que tratar de estar en forma (sin que esto se convierta en una obsesión) no solo por apariencia sino por salud, porque es lo ideal. Porque el ser un "mejor espécimen" no es solo aparentar, sino tratar de ser realmente una persona saludable. También las posturas que tomas. En general se proyecta más masculinidad parándose erguido y con las piernas abiertas a la dirección de los hombros, con la mirada en alto. Esto último es importante; por obvio que parezca, he de confesar que en lo personal me ha resultado difícil corregir un mal hábito de postura. No lo pases por alto, es más importante de lo que puede parecer.

Por otro lado, debes trabajar en tu personalidad. Superarte día con día y ser una persona segura de ti misma, con metas a corto y largo plazo de manera que tengas algo que ofrecer intelectualmente hablando.

El aspecto físico del macho ideal

Respecto al lado físico, es simple relativamente si pones algo de disciplina. Comer de manera saludable y hacer ejercicio. Consigue un buen gimnasio que tenga instructores certificados y con buena preparación. Un buen instructor te puede dar una dieta acorde al tipo de ejercicio que debes realizar. Si eres obeso o tienes algo de sobrepeso es conveniente iniciar con una dieta menor en calorías y ejercicios aeróbicos. Si eres muy delgado, una dieta alta en calorías, rica en proteínas y carbohidratos, las pesas y ejercicios anaeróbicos isovolumétricos son ideales. Cualquiera que sea el caso se requiere de paciencia, los resultados no son inmediatos, pero de forma gradual se nota la diferencia al pasar los meses. Si eres una persona muy obesa y con comorbidos agregados como diabetes o hipertensión arterial podrías ser candidato a cirugía metabólica lo cual debes consultar con un cirujano entrenado en cirugía bariátrica (quien deberá estar asesorado por un nutriólogo y un psicólogo). Este último caso no solo es por mejoría de la apariencia física, si no por mejora de la salud e incluso la esperanza de vida.

En cuanto a la moda, es ya cuestión de estilos, sin embargo hay varios conceptos a tomar en cuenta. En general el consejo es adquirir prendas solo cuando estás seguro que te queda bien y que sea de tu completo agrado. Es fácil comprar algo que se le ve bien <u>al maniquí</u> pero que en el fondo sabes que no te luce igual. Debes ser realista, compra lo que se ve bien, NO lo que imaginaste que se veía bien. De la misma forma, que te quede a tu medida. No compres algo que se veía bien en el aparador pero que al preguntar las tallas, no lo había en la que a ti te queda. Si requieres aprender al respecto puedes leer "la imagen del éxito" de Gaby Vargas o buscar apoyo de algún diseñador de imagen.

El aspecto psicológico del macho ideal

Independientemente de tu tipo de personalidad puedes ser una persona deseable. Ese es el énfasis que quisiera hacer aquí porque puede ser un martirio vivir pensando que uno debe cambiar su personalidad para poder agradar a otra persona. Cierto que siempre habrá rasgos de nuestra personalidad que podemos desear cambiar pero también es cierto que muchas veces debemos empezar por aceptarnos a nosotros mismos. Puedes y debes trabajar dichos rasgos que no te agraden pero jamás para agradar a nadie más que a ti mismo. Aquí aplica la frase de la película "todo sobre mi madre" de Almodóvar: "....uno es más ***auténtico*** mientras más se parece a lo que ***uno soñó de sí mismo***". Debes ser alguien auténtico. Encontrar tu estilo propio.

Un hombre que sabe quién es sí mismo, que tiene bien definido lo que quiere en la vida y que está trabajando para ello es alguien que proyecta automáticamente autoconfianza. Que proyecta una "actitud segura" porque sabe quién es y hacia donde va. Esa actitud, central en este tema, es más que meramente una actitud superflua de arrogancia (que muchas veces es, por el contrario, una forma de tratar de esconder la inseguridad), más que un aparentar que eres "el gallito" que ordena a todos que hacer o que "cree" siempre tener la razón. Es un verdadero proceso de crecimiento y meditación e introspección. Aquí los introvertidos tenemos ventaja (por contradictorio que parezca) ya que somos más introspectivos de manera natural. Así que si eres introvertido no solo acéptalo, también alégrate.

Por muy introspectivos que podamos ser, todos estamos sujetos a la formación que se nos da y al medio social. Por eso no somos conscientes de un sin número de cuestiones externas que afectan nuestra personalidad. Por eso es que ha habido gente que se encargó de crear un método fácil de llegar a un punto aceptable de autoconocimiento. Un amigo scout me pasó tres preguntas sobre las que he trabajado personalmente y que más tarde supe que algunos psicólogos utilizan en terapia con sus pacientes.

Según Robert Kiyosaki, autor de "padre rico, padre pobre", un bestseller muy recomendado, había una historia donde los japoneses conocían 3 poderes: "El poder de la espada, de la joya y del espejo". Según su explicación la espada representa el poder de las armas, la joya el poder del dinero y finalmente el espejo representa *el poder del conocimiento de uno mismo*. De acuerdo a la leyenda, este último es el poder más valioso de los tres. ¿Por qué? Porque es el miedo lo que nos detiene de progresar, el miedo a fracasar, el miedo a la crítica, el miedo a ser diferente; este miedo hace que uno dude más de sí mismo que de lo que digan los demás. Es solo cuando uno se mira al espejo que uno encuentra la verdad y puede superar esos miedos, encontrar su propio estilo y su propio camino y la seguridad en sí mismo que esto conlleva.

Por eso me parece tan importante tener un método que acrecente nuestro autoconocimiento y uno de estos métodos son las 3 preguntas. Esas tres preguntas tienes que contestarlas repetidamente durante tu vida. Siempre hay algo nuevo que agregar, créeme.

Las tres preguntas

Estas preguntas parecen simples a primera vista, pero son muy útiles ya que nuestros valores van cambiando a lo largo de nuestra vida y no nos damos cuenta. Pasamos constantemente en conflicto con nuestro superego (la moral, la religión, las pautas sociales) y nuestro id (nuestros instintos o deseos) muchas veces sin resolver el conflicto porque ni siquiera somos conscientes de esto. Las preguntas son:

1. ¿Quién soy?
2. ¿Qué es lo que quiero lograr en mi vida? (tanto a corto como a largo plazo)
3. ¿Qué voy a hacer para lograr estas metas?

Cuando respondas la pregunta ¿quién soy?, no te limites a decir "soy John Smith" o "soy Pedro Pérez". Define que te gusta y que te disgusta, define qué es lo que te gusta y la sociedad o la educación ha hecho que reprimas. Define que de esto es bueno que sigas absteniéndote de hacer y qué SI debes comenzar a hacer. Cuáles son tus principios y valores. Date cuenta lo que está en tu inconsciente.

Más adelante verás lo que Sigmund Freud llamó superego e id. Ambos son parte de nuestro inconsciente. Uno son deseos, instintos (incluyendo el sexo) y el otro son formas de contrapeso de esto mismo, es la moral y las pautas sociales, es lo que te dice que seas "bueno". Por ejemplo, tal vez te gusta ver los senos y los glúteos de una mujer (es natural, ese es un efecto de la testosterona y un instinto reproductivo) pero te has convencido a ti mismo de que lo que te gusta más son sus ojos y su carácter (porque tus padres y la iglesia te han hecho creer que eso piensa una persona "buena"). Pues bien, cuando contestes ¿quién soy?, incluye estos aspectos. Pon en la balanza tus impulsos y tu moral para que los definas de manera consciente.

También recuerda que no somos solo impulsos y moral. Podemos definirnos de manera diferente como amigos, como hermanos, como amantes, como muchos aspectos de nuestra vida. De manera que la pregunta no es tan simple como se ve. Piensa bien antes de responder e incluye tanto como puedas de ti.

La segunda pregunta es muy interesante porque es el futuro. Marca la manera en que quieres cambiar o mejorar esa definición que hiciste en la pregunta anterior. Ya definiste quien eres, pero aquí puedes definir quién quieres ser. Marcar tus metas personales, laborales, etc.

Finalmente, la tercera pregunta es sin duda el motor de transformación que te llevara a mejorar cada día tu persona. Que te hará el hombre que quieres ser. Aquí defines un plan a seguir para lograr todo lo que te hayas propuesto en la pregunta anterior. ***Los niños sueñan, los hombres planean y llevan a cabo***. Eso es justamente lo que harás aquí, porque esta lectura no es mágica. No vas a ser ni un seductor ni un mejor humano, por arte de magia, al terminar de leer el libro. Tienes que poner manos a la obra. Como mencioné antes, gran parte de este proceso es salir de tu zona de confort y actuar, hasta cierto punto, deliberadamente, casi hasta un poco cínicamente. Sabiendo que habrá tropiezos pero esperando recibirlos para así aprender de ellos. Es, como dije antes, como en los deportes. Cuando aprendiste a andar en bicicleta te levantabas con la abierta intención de volver a subirte ¿no? Pues aquí es exactamente lo mismo.

No te frustres si algunas cosas son un poco tardadas de lograr, si estás trabajando en ellas seguro mejorarás bastante. No hagas solo un plan, proponte un plan B y un plan C e incluso un plan D (a veces ocurren situaciones fuera de nuestras manos que cambian el rumbo que llevábamos).

Cuando hayas logrado algunas de tus metas verás que si contestas la pregunta ¿quién soy? La respuesta será ya un poco diferente. Perfecto, estás en buen camino y es tiempo de contestar nuevamente estas preguntas y seguir evolucionando.

No existe una manera correcta o incorrecta de responder. Es algo personal y conforme lo vayas haciendo encontraras la manera apropiada para ti. Lo importante es que lo hagas con el enfoque de crecer como hombre. Mantener una bitácora donde escribas tus respuestas seguramente ayudara ya que podrás volver atrás y revisar tu propia evolución (que dicho sea de paso, fue el paso inicial de lo que más tarde se convirtió en este libro).

Las preguntas te las responderás tú solo, pero cuando charles con una chica vas a darte cuenta que ella querrá saber de ti y hará preguntas también. Es aquí donde tú le haces saber quién eres de una manera segura y proyectando confianza en ti mismo. Incluso si parte de tu respuesta es "soy una persona introvertida", estas dando esa respuesta con seguridad porque tienes bien presente quien eres y lo que vales, que tienes algo que ofrecer, que no tienes que fingir o aparentar nada.

Antes de continuar con la lectura de este libro compra una libreta y contesta las 3 preguntas. Además esta libreta te será útil para registrar tus éxitos y tus fallas así como la manera en que crees que puedes mejorarlos.

- *Asertividad:* Gaby Vargas definió, en su libro "La Imagen del Éxito" a la asertividad como "saber decir NO". Es una definición sencilla y comprensible. Sin embargo, con un espíritu un poco más académico, podemos definir la asertividad como **un estilo de comunicación**. Es un estilo de comunicación maduro en el que el individuo es capaz de expresar sus convicciones y defender sus derechos. Es un estilo en el que no se agrede a nadie pero tampoco se somete a la voluntad de otros por mera pasividad. Es un estilo, en mi opinión, **ideal para un "macho alfa civilizado"**. Trabajar en nuestra asertividad, es además, según la teoría de Yagosesky, "un proceso amplio de desarrollo emocional muy eficaz para elevar la autoestima".

Existen 3 estilos básicos de comunicación: La agresividad, la asertividad y la pasividad. Si los colocáramos en una escala, la agresividad estaría a un extremo, la pasividad al otro y la asertividad en el medio. Cuando contestes la pregunta ¿quién soy? indaga en que extremo estás para que puedas regular, ya sea tu agresividad, o tu pasividad (las cuales se consideran estilos de comunicación inmaduros).

Yagosesky plantea también, que la asertividad es necesaria y conveniente porque al comportarte asertivamente hay una respuesta en el comportamiento de los demás hacia ti. Lógicamente no te perciben igual si te comportas de manera agresiva con ellos, o si lo haces pasivamente. El hecho de que te comportes asertivamente, según Yagosesky genera varias ventajas tanto en tu introspectiva como en la forma que te ven desde fuera:

- Nutre tu autoconfianza y tu capacidad expresiva, así como el sentido personal de eficacia.
- Favorece tu bienestar emocional.
- Mejora tu imagen social y promueve el respeto de los demás.
- Favorece la comunicación durante las negociaciones y el logro de objetivos.

Una situación ejemplo sería que vas a que te reparen tu computadora (carro, aparato electrodoméstico o lo que sea). Cuando lo recoges te das cuenta que lo quebraron y que además te están cobrando reparaciones que no habías solicitado. ¿Cuál sería tu reacción?

Si tu respuesta es agredir física o verbalmente a las personas que te están atendiendo, entonces eres de estilo agresivo. Si tu respuesta es pagar y no decir absolutamente nada para no generar problemas entonces eres de estilo pasivo. Si tu respuesta es comunicarle a quienes te están atendiendo, de manera tranquila y sin agredir, que hubo un error y que te están cobrando más de lo debido además de que quebraron una pieza, entonces eres una persona asertiva.

Si quienes te atienden insisten en que así se quedan las cosas y que pagues, entonces puedes responder (nuevamente sin gritar o agredir) que no piensas pagar porque el trabajo está mal hecho y además roto algo que no estaba. Si no quieren hacerlo puedes comunicar (y posteriormente cumplir) que vas a demandar. Esta sigue siendo una conducta asertiva.

Como ves, ser asertivo solo implica defender tus derechos e ideas sin ser agresivo. Es así de simple decirlo, esperemos que te sea igual de simple hacerlo.

- Más sobre **Selección Natural**: ¿Te has preguntado porque nos gustan rasgos muy específicos en las mujeres? Todo tiene que ver con reproducción:

  1. **Los senos** sirven para alimentar a nuestros descendientes, así que deben de ser de buena calidad.
  2. **Cinturas más pequeñas con caderas amplias** nos gustan tal vez porque una mujer con un canal de parto estrecho no lograría (sin ayuda de las modernas cesáreas) dar a luz. El no lograr traer a tus descendientes al mundo en términos de selección natural es lo peor que puede pasar, si queremos preservar una especie.
  3. ¿Por qué nos gustan *más "en forma" no muy delgadas o muy gordas*? La condición física es un buen marcador para saber qué tan saludable está alguien. No querrás tener descendientes débiles y enfermizos ¿verdad? Los mismos principios se aplican en cuanto a una mujer escogiendo a un hombre. Ellas prestan mucha atención a la personalidad. ¿Cómo se supone que un macho NO dominante y débil físicamente o mentalmente cuide de ellas y el nuevo descendiente durante el embarazo y después del nacimiento?

- *Anatomía del aparato sexual femenino*

Parece que es algo que solo compete a un médico, sin embargo te compete a ti también ya que de tu conocimiento sobre este tema depende también en gran parte que lleves a cabo tu sexualidad de una manera madura y responsable.

El aparato sexual femenino, igual que el masculino, está compuesto por órganos externos y órganos internos. Los órganos internos son los ovarios, las trompas de Falopio (uterinas), el útero y la vagina. Los órganos externos, que se verán en detalle más adelante, constituyen la vulva. La anatomía puede ser compleja ya que cada órgano está constituido por una variedad de tejidos distintos entre sí, por venas arterias y nervios que, desde luego, se conectan hacia otros sitios anatómicos. No es el objetivo de esta obra entrar en detalle al respecto por lo que se verán solo los aspectos indispensables.

Órganos internos

Ovarios

Son las gónadas femeninas, son el equivalente a los testículos en el hombre de forma y tamaño similar a una almendra sin corteza. La posición de los ovarios es mantenida por una serie de ligamentos que los mantiene fijos.

Cada ovario está formado por varias partes que tienen funciones de protección ovárica y de producción de óvulos. Dichas capas son:

Epitelio germinal: Es una capa que reviste la superficie del ovario. A diferencia de lo que su nombre hace pensar (y que de hecho se pensaba antes) esta capa no produce óvulos.

Túnica albugínea: Es una capsula de protección formada por tejido conjuntivo que se encuentra inmediatamente por debajo del epitelio germinal.

Estroma: Región de tejido conjuntivo que esta inmediatamente debajo de la túnica albugínea compuesta por dos capas: una corteza, que contiene folículos ováricos (óvulos inmaduros), y una medula. Los folículos ováricos se desarrollan en folículos de Graaf que son más grandes y contienen liquido así como al ovulo inmaduro. Dicho folículo secreta estrógenos.

Trompas de Falopio

Son también denominadas oviductos. Son dos, una a cada lado del útero y con una medida de 10 cm en promedio. Consta de varios segmentos. La zona infundibular es el extremo del lado del ovario y que se abre cerca del mismo en forma de embudo. Este extremo tiene proyecciones digitiformes (con forma de dedos) llamadas fimbrias. En medio hay una zona llamada ámpula (ampolla). Esta conforma 2/3 de la trompa; es la porción más ancha y larga (donde más comúnmente se desarrollan los embarazos ectópicos) de la trompa. Y finalmente el istmo tubárico es el extremo de la trompa que se conecta con el útero. Es la porción más corta y estrecha y con una pared más gruesa.

Útero

También denominado matriz, Mide unos 7.5 cm de longitud, 5-8 cm de ancho y unos 2.5 cm de grosor. Estas medidas están sujetas a cambios en estado de gravidez o alguna enfermedad. El útero consta de 3 porciones: Fondo, cuerpo y cérvix. El cérvix se comunica con la vagina y el fondo es el extremo opuesto.

El cérvix tiene un orificio que comunica a través de un canal cervical al interior del útero. A través de este orificio penetra el semen al interior del útero para encontrar al óvulo y fecundarlo.

Vagina

Es un órgano tubular fibromuscular revestido por mucosa, está entre la vejiga y el recto. Mide unos 13 cm en su pared posterior y unos 10 cm en su pared anterior. Sirve de receptáculo para el semen durante el acto sexual.

En el extremo externo se encuentra el introito vaginal (el orificio de entrada a la vagina). Puede existir (en al caso de una mujer núbil) un fino pliegue de membrana mucosa vascularizada denominada himen. Este último forma un borde alrededor del orificio cerrándolo parcialmente. Respecto al himen, como aclaración a dudas populares, SI es posible que esté ausente sin haber sostenido relaciones sexuales. Ya sea por algún traumatismo sufrido accidentalmente o bien porque es muy pequeño y al inspeccionar la vagina da la apariencia de no haber himen. Adicionalmente existen varios tipos de himen de acuerdo a su morfología. Puede ser semilunar (solo presente en una parte de la entrada vaginal), el denominado elástico (el cual puede permitir la penetración sin dificultad pero sin lacerarse), multiperforado que cubre toda la entrada a la vagina pero permite la salida del material menstrual por múltiples orificios presentes en toda la superficie, o himen imperforado, el cual impide la salida del material menstrual ocasionando dismenorrea primaria y que puede ameritar manejo quirúrgico para permeabilizar la vagina). Sin embargo, NO es posible definir un método 100% efectivo para detectar si una mujer es virgen. Puede ser tan obvio que te des cuenta de inmediato o puede ser muy difícil de percibir. No siempre existe un sangrado abundante ni signo inequívoco de virginidad así que si no es muy obvio tendrás que confiar en lo que ella te diga. Personalmente no me parece algo tan importante, y te aconsejo no obsesionarte mucho por ese tema.

En relación al acto sexual es solamente el tercio externo el que cuenta con mayor sensibilidad erótica, de manera que son los primeros 3 a 4 cm los verdaderamente erógenos. Es por eso que un pene promedio (12.5 – 16 cm en estado de erección) es suficiente para lograr una buena estimulación durante el acto sexual.

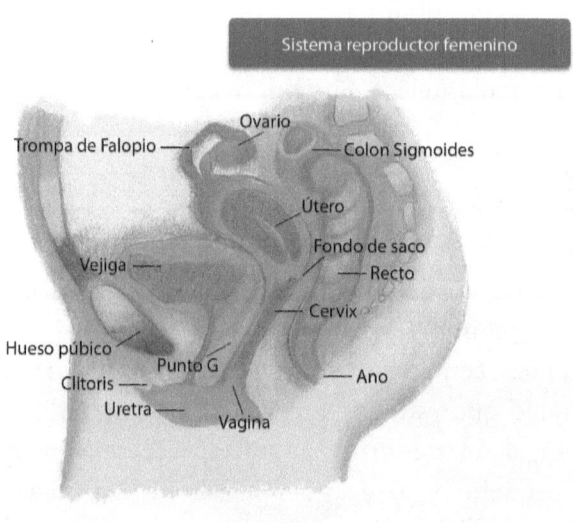

1.1 Sistema reproductor femenino

Órganos externos

Vulva

El término se refiere al conjunto de órganos externos del aparato sexual femenino. La vulva está compuesta por:

1. *Monte de venus:* Se encuentra anterior a las aberturas vaginal y uretral. Es una elevación colchonosa de tejido adiposo (grasa) recubierta por piel y vello púbico. Amortigua al pubis durante el acto sexual.
2. *Labios mayores:* Desde el monte de venus se extienden en dirección inferior y posterior. Son dos pliegues cutáneos longitudinales. Embriológicamente son homólogos al escroto (la bolsa que contiene los testículos) en los hombres.
3. *Labios menores:* Están mediales a los labios mayores. Son pliegues cutáneos más pequeños que, a diferencia de los labios mayores, carecen de vello, grasa o glándulas sudoríparas.
4. *Clítoris:* Es una pequeña masa cilíndrica de tejido eréctil y nervios. Embriológicamente es el análogo del pene en el hombre. Se encuentra en la unión anterior de los labios menores, donde se forma una capa de piel que es el prepucio que cubre el cuerpo del clítoris. La porción más distal (a veces expuesta) es el glande del clítoris.
5. *Vestíbulo:* El vestíbulo esta por dentro de los labios menores. Contiene al himen (si es que este existe), el orificio uretral externo, el orificio vaginal. El orificio uretral esta entre la abertura vaginal y el clítoris y es por donde orina una mujer. A los lados de dicho orificio están unas aberturas que corresponden a la salida de las glándulas de Skene (glándulas periuretrales). Estas glándulas tienen la finalidad de secretar moco y sirven para lubricar a la vagina durante el acto sexual, pero también drenan hacia la uretra y algunos creen que son el origen de la "eyaculación femenina". Son homologas a la próstata en el hombre. De manera similar a lo anterior, a cada lado del propio orificio vaginal se encuentran los orificios de

las glándulas de Bartholin (glándulas vestibulares mayores) que también secretan moco y dan lubricación al acto sexual. Son homólogas a las glándulas de Cowper en el varón.

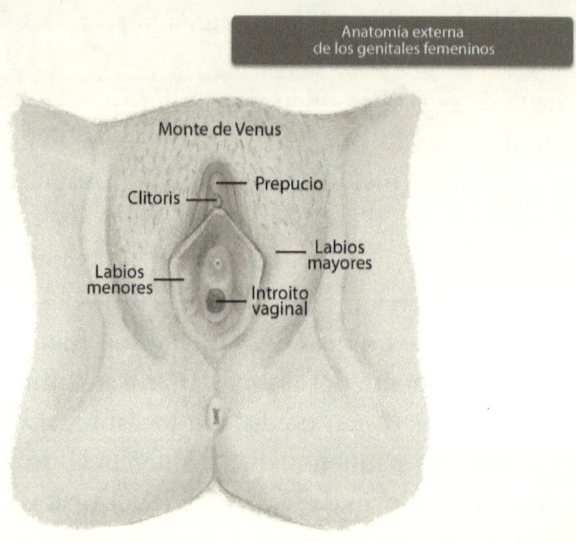

1.2 Anatomía externa de los genitales femeninos.

Senos

No son parte del aparato sexual como tal, pero su papel erógeno es de suma trascendencia, especialmente por la cantidad de fibras nerviosas concentradas en el complejo areola-pezón. Por supuesto, la principal función del seno dista mucho de ser erógena ya que es el sitio de alimentación para el recién nacido. Lo aconsejable es dar seno materno durante mínimo 6 meses. Dicen por ahí que los senos son como Disneyland: "¡hechos para los niños pero los grandes lo disfrutan más!".

Los senos se encuentran compuestos en un 70-80% de tejido adiposo (grasa) pero también contiene tejido fibroso y glandular. Cada glándula mamaria tiene entre 15 y 20 lóbulos y cada lóbulo tiene un ducto lácteo que desemboca en la areola. Los ligamentos de Cooper son los encargados de sostener fijos en su sitio a los senos. Cada seno se extiende hacia la axila formando la cola de Spence. Independientemente de estas generalidades cada mujer es única y la forma que adoptan sus senos puede ser hasta cierto punto variable como se ilustra a continuación:

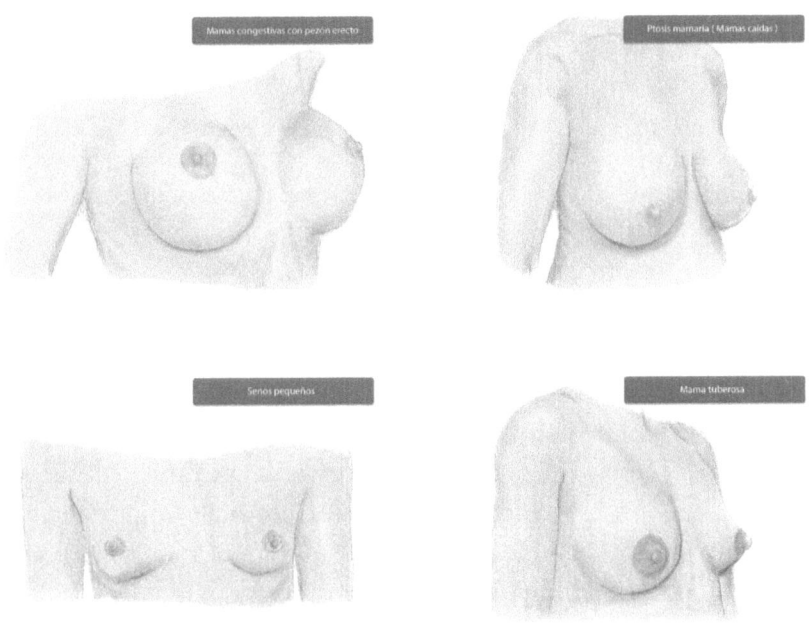

1.3 Distintas morfologías mamarias.

Dicha morfología puede ser alterada por medio de cirugías dependiendo de lo que se desee. Se puede aumentar o disminuir el tamaño o simplemente cambiar de forma. Si tu pareja desea hacer cambios puede consultar a un cirujano plástico.

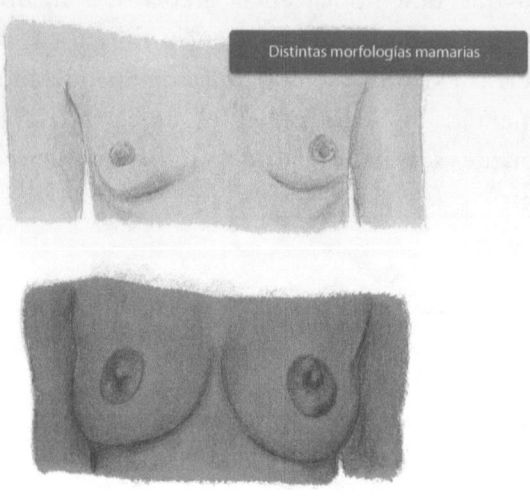

1.4 Modificación quirúrgica de las mamas.

• ***Fisiología de la reproducción y apetito sexual femenino***

Si te preguntas porqué habría de ser importante que tengas que "estudiar" esta información si no eres médico, considera el siguiente hecho: Los efectos hormonales son tan importantes que se ha demostrado científicamente que una mujer se siente atraída físicamente a distintos tipos de hombre dependiendo de la fase de su ciclo menstrual. Durante la fase de ovulación les atrae más un hombre con rasgos más masculinos, barba abundante, mentón recto, y cuadrado, de espalda y hombros amplios. Es decir los caracteres sexuales secundarios más acentuados. Esto es porque se encuentran el periodo en que es más probable que se puedan reproducir y para dicho acto es mejor el espécimen MÁS masculino. Pero en periodos donde los niveles hormonales son más bajos les atraen más los tipos con rasgos más afeminados, cara más afilada, cuerpo menos robusto. Es una influencia muy poderosa como para que ignores el ciclo hormonal ¿no?

El sistema hormonal femenino consta de 3 tipos principales de hormonas:

1. La Hormona liberadora de gonadotropinas (GnRH por sus siglas en inglés)
2. Las hormonas adenohipofisiarias, hormona foliculoestimulante (FSH) y hormona luteinizante (LH) las cuales se liberan por el estímulo de la GnRH.
3. Las hormonas ováricas, estrógenos y progesterona, secretadas por los ovarios en respuesta a FSH y LH.

Estas hormonas no son secretadas de manera uniforme durante todo el mes, si no que sufren variaciones durante los diferentes periodos menstruales. Son estos cambios justamente los que propician cambios tanto en el humor como en el apetito sexual, lo cual podría ser importante para saber cuándo será mejor bienvenida nuestra iniciativa sexual. Esto ocurre generalmente a la mitad del ciclo al ocurrir la ovulación y al estar más aptas las condiciones para el embarazo (otra vez Darwin) por lo cual hay que ser cuidadosos en cuanto a las medidas de anticoncepción (capítulo10).

La duración del ciclo menstrual es de 28 días en promedio (eumenorrea) pero se consideran normales ciclos tan cortos como 21 días. Si el ciclo es menor a esto se le nombra como proiomenorrea. Si el ciclo es mayor de 45 días se le nombra opsomenorrea. Lo que aquí se describe se basa en la duración promedio de 28 días, pero es importante considerar que cada mujer tiene sus propios ciclos.

Durante este ciclo ocurren, en el aparato reproductor femenino, una serie de eventos encaminados a establecer las condiciones propicias para el embarazo. Estos eventos ocurren en dos sitios principalmente. Los ovarios y la pared interna del útero, que se conoce como endometrio. Es por eso que en el ciclo menstrual se estudia un ciclo ovárico y un ciclo endometrial. Aunque lo separemos de tal manera para su mejor entendimiento, son cambios que ocurren de manera dinámica al mismo tiempo conforme aumentan y disminuyen los niveles hormonales.

El ciclo ovárico consta de 3 fases. La fase folicular, la fase de ovulación y la fase lútea.

Fase Folicular: Esta ocurre por estimulo de FSH durante la primera mitad del ciclo y se caracteriza por el crecimiento de 8 a 12 folículos primitivos, de los cuales uno dominara y llegara a ser un óvulo maduro que será expulsado del ovario, es decir será ovulado.

Ovulación: El termino resulta por sí mismo descriptivo. Ocurre al alcanzarse el pico máximo de LH, alrededor del día 14 después de la menstruación, cuando un folículo "maduro" es expulsado del ovario. Este pico de LH condiciona a su vez la mayor producción de hormonas esteroideas foliculares que por primera vez contienen progesterona. Es en este periodo cuando el INSTINTO sexual en la mujer está en su cumbre, lamentablemente es también cuando mayor cautela hay que tener ante el riesgo elevado de embarazo.

Fase lútea: Durante las primeras horas, tras la expulsión del óvulo, en el ovario quedan células del folículo que dio lugar al óvulo. Estas células remanentes, llamadas granulosa y teca interna, se convierten rápidamente en células luteínicas (llamadas así por su color; lúteo significa "amarillo"). Estas células luteínicas (cuerpo lúteo) forman grandes cantidades de progesterona y estrógeno (sobre todo progesterona). También hay aumento de una hormona llamada 3–alfa, 20-beta pregnandiol que condiciona un aumento de la temperatura corporal de la mujer de hasta 0.5 °C. Este aumento de temperatura marca los días postovulatorios y ello sirve de referencia para distinguir los días que es seguro tener relaciones con un menor riesgo de embarazo.

La teca interna produce también hormonas masculinas, androstenodiona y testosterona, pero estas son convertidas en hormonas femeninas por la granulosa, y lo que cabe enfatizar es el aumento de progesterona.

Este cuerpo lúteo está programado de manera que tiene la siguiente secuencia que ocurre en 12 días aproximadamente:

1. Proliferación

2. Aumento de tamaño
3. Secreción (de las hormonas ya dichas)
4. Degeneración

Al ocurrir esta degeneración del cuerpo amarillo (lúteo), aproximadamente al día 26 del ciclo, cesa bruscamente la producción de estrógenos y progestágenos, lo que condiciona la menstruación en los dos días siguientes. El mecanismo de la menstruación se entenderá mejor al estudiar el ciclo endometrial.

El ciclo endometrial consta también de 3 fases dependientes de la producción ovárica de estrógenos y progesterona. Estas fases son, primero, una fase proliferativa, seguida de una fase secretoria y finalmente una fase descamativa que es la que se conoce por el nombre de menstruación.

Fase Proliferativa: El ciclo femenino comienza a contar a partir del primer día de la menstruación. Después de ocurrida la misma solo permanece una capa basal del endometrio (pared interna del útero). A partir de esta capa basal crece (prolifera) la pared uterina. Es decir se engruesa el endometrio, por influencia de los estrógenos. Esta nueva porción del endometrio se conoce como endometrio "funcional", que es la porción que crece y se descama cada mes. De ocurrir la fecundación es en esta capa donde se implanta el huevo en una fase llamada blastocisto. Esta fase dura hasta el día 11 del ciclo aproximadamente y el endometrio alcanza un espesor de 3 a 4 mm.

Fase secretoria (progestacional): Durante la semana posterior a la ovulación el cuerpo lúteo produce grandes cantidades de estrógenos y progesterona que incrementan aún más el grosor del endometrio uterino (los estrógenos) y promueven la vascularización (crecen nuevos vasos sanguíneos en forma de espiral) del mismo así como la secreción de nutrientes y sustancias que propicien un medio adecuado para la implantación del óvulo fecundado (progesterona). En el momento culminante de esta fase el endometrio alcanza entre 5 y 6 mm de espesor.

Fase Menstrual: De no llevarse a cabo la fecundación del óvulo el cuerpo lúteo involuciona. Por esto y por un proceso conocido como retroalimentación negativa del hipotálamo, los niveles de estrógenos y progesterona caen drásticamente lo cual trae como resultado la involución del endometrio de forma rápida hasta en un 65%. Al haber dicha involución, los vasos y vascularización que había en el endometrio crecido sufren un espasmo y el endometrio funcional queda isquémico (sin circulación sanguínea) lo cual trae como resultado en las siguientes días la descamación de esta porción del endometrio.

Durante una menstruación normal se pierden unos 40- 60 mililitros de sangre. Esta es incoagulable porque del endometrio se desprenden fracciones de tejido necrótico (muerto) que tienen una sustancia llamada firbinolisina. Por eso si hay coágulos en la menstruación de tu chica debe acudir al médico.

La menstruación cesa en un lapso promedio de 4 a 7 días, ya que en este periodo el endometrio se ha reepitelizado.

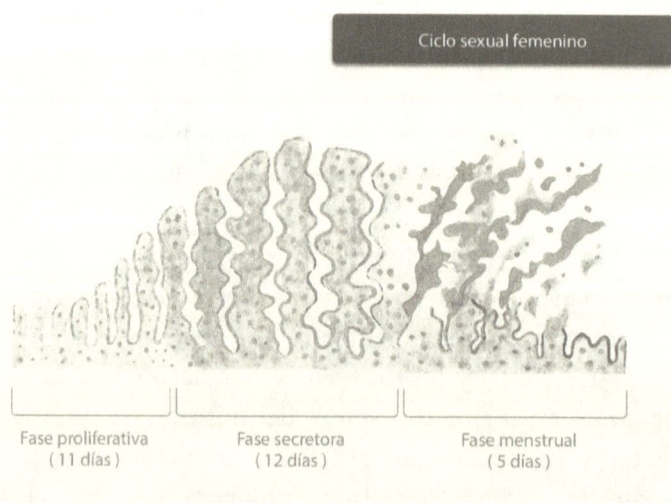

Ciclo sexual femenino

| Fase proliferativa | Fase secretora | Fase menstrual |
| (11 días) | (12 días) | (5 días) |

1.5 Ilustración del ciclo endometrial

La fisiología puede parecer un tema más de médicos que de un seductor, pero es importantísimo conocerlo para evitar problemas, como un embarazo no deseado. Lo cual es un riesgo mayor entre los días 10 y 20 del ciclo (que ahora sabes se cuenta a partir del primer día de la menstruación). También es durante estos días (alrededor de la ovulación) cuando puede ser más fácil que tu chica te brinde sexo, el cual incumbe a ambos tener de manera responsable.

* ### *Habilidades Intersociales*

Como lo afirma Gaby Vargas en su libro "La imagen del éxito", la comunicación entre personas es mucho menos verbal de lo que pensamos. La neurolingüística demuestra que uno se comunica más por medio del lenguaje corporal que por medio del lenguaje verbal. Los porcentajes son como sigue:

Las palabras literales (directo) ------------------------- 10%
Tono e intención de las palabras (indirecto) ---------- 20%
Lenguaje corporal (indirecto)------------------------- 70%

Por eso seducir a una mujer no es cuestión de "hablarle bonito" solamente. La frase "verbo mata carita" es más bien alusivo a la actitud y la seguridad en sí mismo que proyectan aquellas personas que saben "hablarle" a una mujer, es decir una actitud de seguridad.

Es en realidad como la hagas sentirse cuando está contigo lo que importa. Esto es muy útil que lo sepas si eres del tipo introvertido o tímido. No necesitas fingir ser lo que no eres. Por eso si eres introvertido se introvertido y ya. No trates de ser alguien que no eres. NO es necesario. Claro que favorece que trabajes en ese rasgo de tu personalidad para que proyectes mayor seguridad, pero ser seguro de ti mismo implica conocerte a ti mismo y aceptarte tal como eres. Llegar a esa aceptación se proyecta a los demás. Aunque no lo creas puedes ser introvertido y reservado y seguir siendo un buen candidato (ojo, esto no quiere decir que estés callado solo viéndola; tiene que haber interacción con ella).

El lenguaje corporal es crucial. Lo último que se debe hacer es preguntar "¿quieres tener sexo conmigo?" La respuesta siempre será "no".... por lo menos verbalmente. Por eso saber leer y comunicarse con cuerpo es esencial. Afortunadamente el psicoanálisis, comenzado por el buen Sigmund Freud, abarca la interpretación del mismo y es otro concepto muy importante que comprendas para que seduzcas al inconsciente de una mujer, lo cual es mucho más efectivo que seducir al consciente.

- • *Aparato psíquico de Freud*

Freud desarrolló una hipótesis del aparato psíquico humano que pone en claro la diferencia entre el consciente y el inconsciente. La mente, según Freud, puede ser descrita desde dos puntos de vista, el estructural y el topográfico.

Teoría topográfica de la mente:

Describe a la mente ubicándola en tres áreas: el consciente, el subconsciente y el inconsciente. Freud decía al respecto que la mente es como un iceberg flotando en el mar. La punta del iceberg (lo que podemos ver) es el consciente, lo que está más cerca de la superficie (que alcanzamos a ver con un poco de esfuerzo, bajo el agua) es el subconsciente y lo que está más profundo (tanto que ya no podemos ver) es el inconsciente.

1. *Consciente:* Es aquello de lo que estas alerta, aquello a lo que estas prestando atención.
2. *Subconsciente (Preconsciente):* Se refiere aquello que puedes traer a la mente con un poco de esfuerzo (por ejemplo, tu número de teléfono).
3. *Inconsciente:* Aquello de lo no te das cuenta pero afecta tu comportamiento. Un ejemplo comprensible es algo que te sucedió cuando eras muy pequeño para recordarlo, pero que sin tu saberlo afecta tus comportamientos. Alguien a quien de muy pequeño mordió un perro y ahora, sin recordarlo, les tiene fobia.

El objetivo central del psicoanálisis Freudiano es hacer que el paciente se dé cuenta de lo que está oculto en su inconsciente.

Teoría estructural de la mente:

Describe 3 estructuras:

1. **Id (Ello):** Se encuentra en el inconsciente y representa los instintos primitivos, los instintos hormonales, **el sexo (libido)** y la agresión. (Lo que quiero).
2. **Superego (superyó):** De igual manera se encuentra en el inconsciente. Es el polo opuesto del ello. Representa los **valores morales**, el "yo ideal". (Sabes que no debes hacerlo).
3. **Ego (yo):** Este se encuentra en el consciente. Es el mediador entre el ello y el superyó. Es el mediador entre nuestros impulsos inconscientes y el mundo real. (Resuelve el conflicto).

Para hacer una analogía más clara de esto. Podríamos decir que, como en las caricaturas, el ello es el diablito en un hombro diciéndote que lo hagas, el superyó es el angelito en el otro diciéndote qué es lo correcto. Y el yo eres simplemente tú decidiendo a quien escuchas. Por supuesto que la definición de correcto e incorrecto puede variar de acuerdo a tu cultura, religión y medio social, de manera que podemos ser más o menos flexibles al respecto.

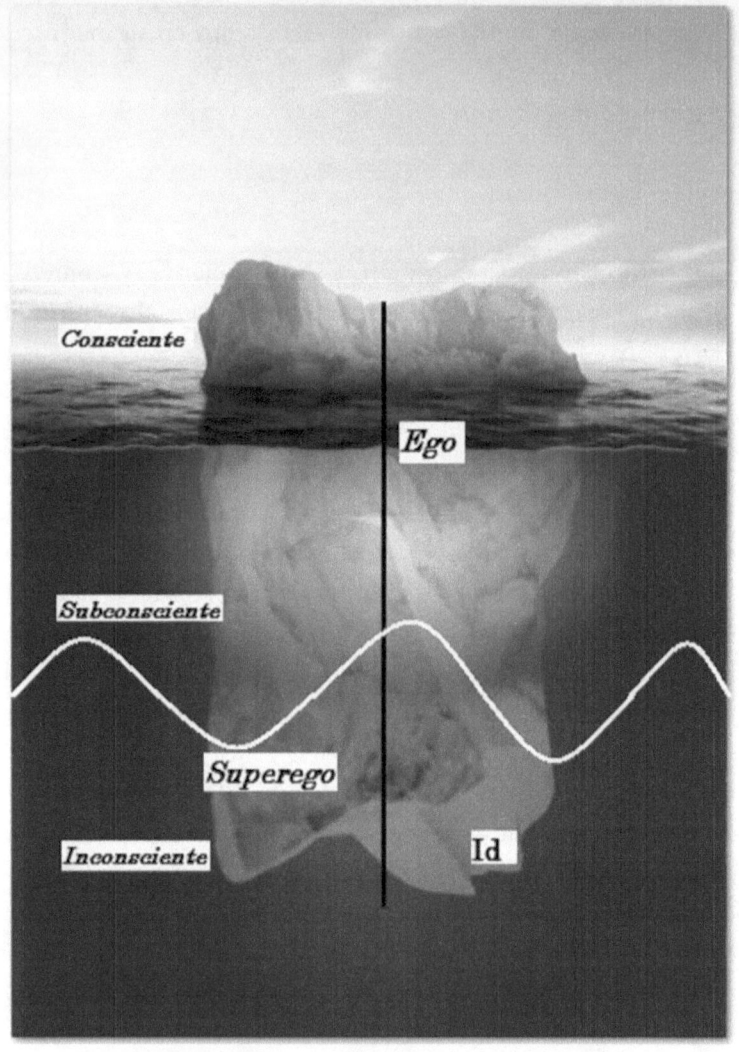

1.6 Esquematización del aparato psíquico de Freud.

• **Mecanismos de defensa del ego y su relación con la conducta sexual humana**

El ser humano por naturaleza tiende a justificarse ante sí mismo. A nadie le gusta sentir que es malo. Por eso la mente busca los argumentos que mantengan integro a nuestro "yo" (nuestro ego). Nuestra mente puede lograr esa integridad del ego por varios mecanismos. Estos se conocen como mecanismos de defensa del ego y son activados por el inconsciente ante eventos de estrés psicológico (como decidir si tener sexo contigo le hará una romántica o una "puta"). Conocerlos te será útil en 2 sentidos. Primero, ser más consciente de tus propios mecanismos de defensa y liberarte de las culpas que puede generar ejercer tu sexualidad de manera libre. Segundo, identificar y burlar (y en su caso aprovechar) los mecanismos de defensa de la chica con quien quieres relacionarte, sin que esto te lleve a desarrollar sentimientos de culpa. Cuando veas alguna de estas reacciones en ella sabrás que es algo NATURAL y no te asustarás muy fácilmente.

Todos usamos mecanismos de defensa. NO es una enfermedad mental. Es un proceso saludable que nos ayuda a minimizar el estrés de las decisiones que debemos tomar, o bien que ya hemos tomado. Solo se vuelve patológico cuando empuja a un individuo a llevar a cabo conductas mal adaptativas y que interfieran con su desempeño en la vida cotidiana.

Todos los mecanismos de defensa pueden clasificarse en 2 categorías básicas: Maduros e inmaduros.

Mecanismos de defensa maduros:

Altruismo. Para aliviar la culpa o el sentimiento de ser mala persona, se busca compensar mediante actos generosos hacia otros. Tal vez, después de tener sexo contigo decida dar más limosna en la iglesia o ayudar al limosnero de la esquina.

Humor. Busca el lado divertido de aquella situación que le está generando estrés y bromea sobre ella.

Sublimación. Proceso mediante el que reemplaza los deseos o acciones "inaceptables" con una acción o idea que sea similar a la original pero que no genere conflicto con su sistema de valores o que sea más "socialmente aceptado". Por ejemplo, utilizar un instinto agresivo para destacar en los deportes en lugar de golpear a alguien. En el caso de tu chica, quizá busque entablar un noviazgo o incluso matrimonio en vez de tener sexo y ya.

Supresión. Es un mecanismo voluntario (a diferencia de otros mecanismos de defensa). Consiste en, deliberadamente, evitar pensar en algo. Este, a diferencia de otros, ***debes alentarlo (en ella)***. Cómo es un mecanismo consciente, bastará con que la incites verbalmente a ***no pensar y dejarse llevar*** ya que tal vez te favorezca si decide solo dejarse llevar y tener sexo contigo sin pensar en ello.

Mecanismos de defensa inmaduros

Actuación. Los impulsos y pensamientos inaceptables son expresados a través de acciones. Un ejemplo clásico son los berrinches de un niño. En México hay una broma local. Se dice que es usual la mexicana que tiene sexo como profesional y al día siguiente se suelta llorando y te dice: "No sé qué me pasó, te lo juro que yo no soy así, es la primera vez que esto me pasa". Esto por darte un ejemplo. Sin embargo, presta atención a los detalles, podría estar diciendo la verdad. La inexperiencia o destreza de ella puede ser una buena pista para distinguir de qué caso se trata.

Disociación. Es un cambio drástico y temporal en la personalidad, la memoria, estado de consciencia o comportamiento motor para evitar el estrés emocional. Una forma extrema de este mecanismo puede resultar en un trastorno de personalidad múltiple. Seamos honestos, por muy guapo que estés es poco probable que alteres tanto a la chica, a menos claro, que seas un violador o asesino en serie.

Negación. Consiste en evitar la consciencia de alguna verdad dolorosa. Es común, por ejemplo, en pacientes con diagnóstico reciente de SIDA. Si no quieres formar parte del clan mejor aprende sobre ETS y cómo cuidarte (capítulo 11). Una mujer que sufrió alguna clase de abuso sexual en la infancia podría bloquearlo de su consciente, sin embargo puede repudiar el sexo sin una razón que pueda explicarse.

Desplazamiento. Proceso mediante el cual, los sentimientos e ideas que tratan de evitarse son transferidos a un objeto o persona neutral. Por ejemplo, tu novia peleó con sus padres pero no puede discutir abiertamente con ellos así que descarga su coraje y frustración contigo.

Fijación. Este es un mecanismo muy interesante. Consiste en la presencia de vestigios de comportamientos propios de etapas más tempranas del desarrollo psicomotriz. Aquí podemos incluir un sinfín de ejemplos en relación a la sexualidad. Desde fetiches, como disfrazarse de colegiala o como niña, hasta fijaciones en algunas etapas del desarrollo psicosexual de Freud (Recordar: Oral, anal, fálica, latencia y genital). Si tu chica tiene alguna fijación oral es probable que lo notes porque le guste morder plumas o lápices, fumar, suele traer paletas o chicles, etc. Cabría esperar en tal caso una buena felación (sexo oral). Si tiene fijación anal tal vez tardes un poco más en descubrirlo. Creo que dicha fijación deja lugar a muchos pensamientos que estoy seguro no te hará falta que plasme aquí. Lo anterior por darte solo algunos ejemplos.

Identificación. Imitación de otra persona con mayor poder (aunque no necesariamente admirada). Por ejemplo, un niño que fue abusado se vuelve abusador. Requiere atención psicológica.

Aislamiento. Separación de los sentimientos de las ideas o eventos. Por ejemplo presenciar una violación y describirla sin ninguna emoción.

Proyección. Un sentimiento o impulso interno es atribuido a una fuente externa. Por ejemplo, la chica te habla de su amiga malhumorada y se refiere a ella diciendo que debería tener más sexo para mejorar su humor. En una situación así, indaga un poco más. Pregunta si realmente cree que eso afecte el humor de una mujer y enseguida pregúntale de que humor se siente últimamente. No tomes la respuesta literal, pero evalúa su reacción. Así, si hace falta, puedes prestar tu valiosa ayuda.

Racionalización. Consiste en esgrimir razones lógicas y aceptables para llevar a cabo una acción que de otro modo resultaría inaceptable (o que se realiza por motivos distintos a los que uno mismo se aferra como escudo). El objetivo es aliviar la culpa o vergüenza de llevar a cabo dicha acción. Por ejemplo, seduces a una chica. Durante las citas que tuviste te das cuenta de que solo tendrá sexo contigo si tienen el título de "novios". Tú te la haces novia y después de tener sexo con ella la terminas. A menos que seas un manipulador cínico es posible que sientas cierta culpa. Ahí se activa la racionalización y tu empiezas a convencerte a ti mismo de que le pediste que fuera tu novia porque creías que tenían mucho en común y después te diste cuenta que no era así (cuando en verdad solo querías tener sexo). Por su parte la chica probablemente solo quería tener sexo contigo, pero como la sociedad dicta que solo una "puta" anda por ahí teniendo sexo sin amor, lo racionalizó y se convenció de que "si estás enamorada y lo haces con tu novio no es tan malo". Este mecanismo, en mi opinión personal, juega un rol muy importante tanto para ella como para ti. Primero, si tu sientes sentimientos de culpa por tratar de tener sexo con una chica, por los motivos que sean, entonces todo lo que yo te exponga aquí será en vano. Lo primero que tienes que hacer es deshacerte de cualquier sentimiento de culpa, o de lo contrario prepárate para que tu "conciencia" te bloquee constantemente. No me malentiendas, no digo que debas volverte alguien nefasto que engañe o trate mal a una mujer solo para tener sexo. Solo digo que encuentres y definas bien tu código moral y aprende a seducir sin quebrantarlo (para que no tengas conflictos internos), pero sobre todo date cuenta y acepta que a la par (y muchas veces por encima) de cualquier interés que tengas por una chica, siempre habrá un impulso sexual y ese deseo de tener sexo con ella. Es un impulso somato-psíquico del que no te vas a deshacer, así que no lo niegues. Evalúate y define bajo qué circunstancias estás dispuesto a darle rienda suelta y ten en mente que a las mujeres les gusta el sexo tanto como a ti así que, en general, no necesitas engañarlas o demostrar algo que no sientes. Por otro lado, observa como muchas de las conductas que algunas mujeres toman en relación al sexo están dirigidas, ya sea a aliviar su culpa por practicarlo, o a amortiguar la mala imagen que les puede generar el que se sepa que practican su sexualidad libremente. Por eso, te corresponde ser el malo de la película. Dale todas las facilidades de que te pueda culpar a ti (racionalizarlo) por haber terminado la noche con sexo desenfrenado. Sé tú quien sugiera ingerir alcohol. Así puede decir que tú la emborrachaste y ella perdió la cabeza por el exceso de alcohol. Sé tú quien incite al sexo y no tomes el primer "no" como respuesta definitiva. Así puede culparte por presionarla y ponerla en esa situación difícil. Sé tú quien **inicie** todo.

Formación reactiva. Proceso mediante el cual una idea o conducta que se considera negativa es sustituida por su polo opuesto. Por ejemplo, una chica con pensamientos libidinosos y decide recluirse en un convento y ser monja. Es difícil generalizar y decidir que alguien que habla de convertirse en monja encaje en este mecanismo. Puede resultar intimidante que una chica que te gusta te diga que piensa en esas cosas. Justo antes de entrar al primer año de mi especialidad salía con una chica muy bonita. Ella era algo seria y hablaba constantemente de que no descartaba esa posibilidad. Eso, sumado al hecho de que me gustaba un poco más de lo habitual, me causó cierta regresión. Jamás usé ninguna de las técnicas que me habían estado resultando todo el año anterior. Me preguntaba si ella era muy inocente y no quería pervertirla. Quería ir "más despacio". Salimos en varias ocasiones y poco o nulo fue mi esfuerzo por hacer contacto físico. ¿Resultado? Nunca llegué a ningún lado. ¿Conclusión? Gran error. Es posible que fuera sincera, pero si había posibilidad de algo más es algo que ya no sabré (y es muy posible que sí, puesto que no se volvió monja y ya se casó). No dejes que esos argumentos te intimiden. Incluso si alguien te gusta mucho, no dejes que tus emociones entorpezcan tus actos porque eso solo disminuye tus posibilidades de crecer una relación.

Yo aprendí por la mala y solo después de casi volver a cometer el mismo error (¡sí! A pesar del paso de los años). Te comparto esa anécdota para que experimentes en cabeza ajena y evitarte la pena de fracasar donde mismo que lo hice yo.

Regresión. No confundir con fijación. La fijación son comportamientos vestigiales de etapas más tempranas que no nos abandonaron. La regresión es como regresar el reloj de la maduración psicomotriz. Por ejemplo, en los niños que ya eran capaces de controlar sus esfínteres y cuando sufren mucha presión por los padres o la escuela, nuevamente mojan su cama.

Represión. Mucha atención a este mecanismo de defensa. Este es el único mecanismo <u>primario</u> de defensa. Es la represión inconsciente de una idea, sentimiento o conducta. Según Freud los contenidos rechazados, lejos de ser destruidos u olvidados definitivamente por la represión, al hallarse ligados a la pulsión mantienen su efectividad psíquica desde el inconsciente. Lo reprimido constituye para Freud el componente central del inconsciente. Este concepto Freudiano es, a mi parecer, muy radical. Un ejemplo: Te encuentras en una relación con una chica casada. Deciden tener sexo en casa de ella. Tú te olvidas de la hora y su marido los encuentra. Según Freud, esto no sería casualidad, sería que tú inconscientemente te sientes culpable por lo que estás haciendo y también inconscientemente deseabas ser descubierto y castigado. Te sugiero entonces, mi amigo, que tengas mucho cuidado de tu propia mente.

Clivaje. Se le considera un mecanismo de defensa primitivo propio de etapas tempranas de la niñez. Es la teoría del "todo o nada". Una manera simple de ponerlo sería decir que las generalizaciones son producto de este mecanismo. Por ejemplo, decir que todas las mujeres son unas mojigatas y todos los hombres somos abusivos. Otra interpretación de esto es que una vez que nuestro inconsciente tiene una lista de valores "buenos y malos" tendemos a atribuirle los buenos a quienes apreciamos o bien "valorizamos" los malos convirtiéndolos en una virtud. Esto último frecuente en relaciones amorosas. Por ejemplo, al inicio de una relación la chica puede decir que "le encanta como su hombre siempre está en control de la situación" y 3 años más tarde dirá que es un egocéntrico manipulador. Al principio tendemos a "valorizar" todos los aspectos de quien nos atrae (creamos la imagen perfecta). Por el contrario, si alguien nos desagrada, le ponemos todos los atributos malos, o "desvalorizamos" los buenos. Entonces, no idealices. Si lo haces, solo te harás más inalcanzable a la chica que te gusta. Sé realista y sé consciente de que, igual que todas las personas, tiene cualidades y defectos y por eso no debes temer en acercarte y tratar de seducirla.

Sin más que agregar sobre los mecanismos de defensa, solo agregaría que dejes atrás el miedo. El miedo al rechazo y al fracaso (y a lo que se piense de nosotros) es el padre de todos los mecanismos de defensa. Sé consciente de ellos y supéralos. No hay receta mágica para desaparecer el miedo, actúa aun en presencia de él y por cada vez que lo hagas sentirás menos temor. Una vez más, considera lo anterior para definir tu primer pregunta. ¿De qué mecanismos eres victima? ¿Qué harás para superarlo?

Recuerda, para que el "yo" de la chica se mantenga intacto, ella debe "saber" que ella no es una chica fácil, pero en su inconsciente está el "id" luchando por hacerla dar rienda suelta a sus instintos y uno de ellos es tener sexo. Por eso no tienes que hablar con ella, sino con su inconsciente y eso se logra sin "decir" nada, se logra "haciendo" las cosas y ya, mediante lenguaje corporal.

• *Lenguaje Corporal*

Este es un tema bastante amplio del cual solo abordo lo más relacionado al tema central de este libro. Sin embargo una referencia muy recomendable es *La Biblia del Lenguaje Corporal* de Judi James. Como esta autora comenta, son varios los autores que abordan este tema, pero es muy fácil caer en lo simplista al hablar de ello. Decir por ejemplo que "tocarse la nariz es indicativo de que alguien dice una mentira" es una afirmación muy general. Judi James afirma que "para entender las palabras, debemos situarlas en el contexto de una frase; con los gestos del lenguaje corporal sucede exactamente lo mismo". Entonces debemos interpretar el lenguaje corporal según sea el contexto y un mismo gesto o ademan puede dar a entender diferentes cosas. Así pues el tocarse la nariz puede ser indicio de una mentira o bien tan solo de comezón.

De mucho peso es también la opinión del Dr. Paul Ekman quien ha estudiado el lenguaje corporal gestos y ademanes así como microexpresiones faciales durante décadas. En su libro *"Cómo detectar mentiras"* el afirma que los gestos faciales son universales mientras que los ademanes (movimientos del cuerpo que usamos para decir algo) son específicos dentro de cada cultura.

Es un tema, muchísimo más que amplio, que en lo particular me resulta muy interesante por lo que refiero al lector a buscar los dos libros comentados pero yo trataré de abordar lo elemental al tema central de esta obra. En general, si trata de "leer" a alguien, busque "pistas" no "revelaciones" como lo sugiere Judi James.

Un aspecto primordial del **lenguaje corporal** en la seducción es el **roce y contacto físico**. En los animales "inferiores" podemos observar claramente cuando el macho trata de copular con la hembra. Ellos van por el contacto físico completo desde que se aproximan. Lo mismo hemos visto representado en la especie humana en más de alguna película donde se presenta a un cavernícola con un garrote con el cual forza a la hembra a ser su pareja. Muy seguramente en el tiempo de las cavernas el macho iba por el contacto físico completo igual que lo hace un caballo, un perro o un simio (aunque si los observas bien incluso en ellos es discutible). Hoy en día es tan socialmente inaceptable que a cualquiera nos parece ridículo imaginarse que alguien lo haría. El equivalente civilizado y socialmente aceptado hoy en día es el roce físico GRADUAL (más adelante verás técnicas para ello).

Cuando hablamos de "roce" nos referimos a cualquier tipo de contacto físico. El simple roce de manos, o una mano en el hombro ya es contacto físico. Sin embargo el "roce" también puede ser un contacto físico más íntimo y el contacto erótico.

Parece obvio afirmar que al tener una cita con una chica hay que comenzar con un *roce* muy suave. Es por demás obvio que no debes comenzar con un roce erótico, sin embargo, igual (o incluso peor) de malo es no hacer contacto físico para nada. No ejercer ninguna clase de contacto es igual a no salir con la chica en cuestión. El contacto físico, aunque sea suave al principio, es una actitud "alfa". En cada cita romántica es IMPERDONABLE no tratar de tener contacto físico. Cualquier pretexto es bueno para hacerlo. Por ejemplo, "para tocar la textura" de la ropa de la chica y preguntarle de que está hecha. Para "ver su anillo más de cerca" (las manos son MUY importantes), para "ver su reloj", para *"comparar tus manos grandes con sus manos pequeñas"* (este último es un favorito personal), etc.

Conforme hagas contacto debes esperar a ver que reacción tiene la chica antes de hacer contacto físico más fuerte. Si su reacción es de rechazo, será muy obvio. Retirará la mano o se alejará de ti lo más posible y posiblemente coloque una barrera entre los dos o se cruce de brazos. Eso es mal signo y no debes ir más allá. Si por el contrario te deja rozar su mano, te devuelve el gesto tomando ella tu mano y se sonríe entonces son buenas noticias. Has abierto un candado y *marcado un avance*. Cada que un contacto te sea devuelto puedes ir un poquito más allá. No necesariamente en ese justo instante pero si en cuanto se presente una oportunidad clara.

El lenguaje corporal es una calle de doble sentido. Es algo dinámico por lo que es tan importante el roce que hagas como la lectura de lenguaje corporal de ella para saber si avanzas el contacto o esperas. Son signos de atracción los siguientes:

-Se le dilatan las pupilas. Debes ser cuidadoso al interpretar este signo ya que las pupilas controlan cuanta luz entra a la retina por lo que sufre "acomodación" dependiendo de si estas en un lugar oscuro o muy iluminado. Si hay mucha luz tiende a cerrarse, es decir se contrae y se ve más pequeña. De lo contrario si hay oscuridad se dilatan y se ven más grandes. Pero si estás en un lugar muy iluminado y solo se le dilatan las pupilas al hablar contigo hay más probabilidad de que sea porque se siente atraída a ti o porque le emocionó cuando tocaste su mano. Según el Dr. Paul Ekman este signo, al igual que el parpadeo constante, es muestra de emoción y funcionan en dos sentidos. Por un lado muestran su atracción hacia ti y por otro la vuelve más atractiva a ella. En un estudio con gemelos idénticos se identificó de manera invariable como "más atractivo" al gemelo que tenía las pupilas dilatadas.

-Posturas. Así como el hombre proyecta mayor actitud alfa al erguirse, la mujer de igual manera tiende a erguirse y arquear la espalda y sacar el trasero cuando quiere resultar más atractiva. También debes prestar atención al "jugueteo" con su cabello y si sonríe más de lo habitual.

-Taquipnea y taquicardia. Una persona emocionada tiende a respirar más rápido de lo habitual (llamado taquipnea). Lo habitual es entre 16 y 20 respiraciones por minuto. Si es más de esto no ocuparás contar, pues será evidente. También hay aumento de la frecuencia cardiaca (taquicardia). Lo normal oscila alrededor de 80 latidos por minutos pero 60 latidos puede ser normal en alguien que hace ejercicio. Junto con estos signos puede haber rubicundez aunque esta puede ser también signo de vergüenza, rabia o culpa. Todo depende del contexto.

-Miradas prolongadas. Si alguien se siente atraída por ti seguramente hará contacto visual más prolongado de lo habitual e incluso te observará mientras tu veas hacia otro lado.

-Devuelve el roce iniciado. La mayor certidumbre de que puedes avanzar tu contacto es que te sea devuelto el gesto iniciado. Si tú le tomas una mano y ella toma la tuya entre sus dos manos ni lo dudes, puedes avanzar.

Tampoco te desvivas buscando detalles, te puedes desconcertar si no encuentras muy evidente nada de lo anterior. Si en general la chica sonríe y se la pasa bien todo va por buen rumbo, no desesperes. Si le desagrada tu contacto físico serás el primero en saber, créeme

Todo lo anterior, tómalo también como pauta para volverte más atractivo para ella. No es solo que veas si sonríe para saber que ella está cómoda. De igual manera tú sonríe para que le resultes más agradable, está bien que seas introvertido, pero eso y mostrarte apático no es lo mismo. Puedes ser alguien de pocas palabras pero atento y sonriente. Procura trabajar en tus posturas para que luzcas más varonil, espalda recta, piernas separadas a nivel de los hombros, mirada en alto. En cuanto a las pupilas no puedes hacer mucho porque es una respuesta del sistema nervioso autónomo pero procura llevar a cabo todo lo que sí está en tu control.

Otra área donde puedes hacer contacto es en la pista de baile. Generalmente a las mujeres les encanta bailar. Ahí puedes aprovechar para tomarla de las manos, si eres hábil incluso la cintura y si ella es muy sensual en su baile puede haber más roce aunque eso ya es correr con algo de suerte.

Por otra parte debes estar atento a los gestos o ademanes que pueden indicar actitud defensiva. Si la chica está incomoda tal vez no lo diga por cortesía pero seguramente hará alguna demostración inconsciente de ello. Busca posturas de "protección". Es como si se quisiera cubrir de una "agresión". Por ejemplo, cruzar sus piernas o brazos o colocar algún objeto entre ella y tú (sea un florero, su bolso, colocar su bebida o lo que tenga en las manos cerca de su pecho, etc.). Otro signo negativo es el hecho de que esquive tu mirada y vea hacia otro lado mientras le hablas. Esto último debes distinguirlo de la timidez. Si esquiva tu mirada por timidez estará viendo hacia abajo muy probablemente. Si es en señal de desprecio su mentón estará en alto, con ademán de "superioridad", si se trata de mero desinterés, altura neutral pero desviada hacia otro lado.

Acuérdate que dijimos que la comunicación es una calle de doble sentido. No solo presta atención a su lenguaje corporal, sino aprovecha este conocimiento para proyectarte todo el tiempo. Evita posturas "defensivas", no seas tú quien coloque objetos a manera de barrera o quien esquive la mirada y no te cruces de brazos. Procura sonreír frecuentemente, cómo ya se dijo.

Finalmente, distingue entre "ilustraciones" y "gestos". Una ilustración es el movimiento que haces con las manos cuando platicas, como si quisieras pintar la escena. Las ilustraciones son variables en cada cultura, pero los gestos y las expresiones faciales son universales, de manera que si digo "sonríe", no importa en qué país estés, por favor hazlo frecuentemente.

- ### La actitud de la autoderrota vs. La actitud ganadora:

Debes tratar de establecer contacto con una mujer pronto si ella te ve observándola, o bien procurar no ser muy evidente en tu interés. "NO dudes". Las mujeres son muy perspicaces y tienen una habilidad nata para interpretar "señales" de atracción. Si se sabe atractiva para ti y tú te muestras indeciso y tímido no representarás ningún reto para ella. Esto puede no ser algo consciente por parte de ella, pero es seguro que no desarrollará interés por ti si sabe que "te tiene en la mano". Por eso debes abordarla proyectándote neutro. Es decir, no es buena idea verla con aires de desprecio y superioridad porque seguro le caerás mal (y con justa razón) pero tampoco es bueno que te acerques diciéndole lo hermosa que es y cuanto te gustaría conocerla (te pondrás bajo su zapato tú solo y eso es MUY malo). Debes abordarla como hablarías con alguien más, de manera que no sepa si solo eres muy sociable o te atrae. La duda generará más interés. Todos tenemos ego y de manera inconsciente o subconsciente nos gusta alimentarlo. Querrá saberse atractiva y si no sabe si te atrae, tal vez incluso haga algo por caerte bien.

- ## *Programación Neurolingüística (PNL)*

Es una hipótesis sobre un sistema de desarrollo personal que se desarrolló en los 70 por Richard Bandler y John Grinder. Utiliza una serie de herramientas como axiomas y creencias acerca de la percepción humana y experiencias subjetivas.

El centro de esta idea es que los pensamientos de los individuos, sus gestos y palabras interactúan para crear una percepción personal del mundo. De esta manera al cambiar nuestras percepciones, podemos cambiar nuestras actitudes y acciones.

De manera más clara:

Lingüística: Se refiere al contenido de mensajes tanto verbales como no verbales, que se mueven por estas vías (verbal o no verbal). Recordar que la no verbal es cerca del 70%.

Programación: Es la manera en que el contenido o señal se manipula (por tu cerebro) para convertirse en información útil.

Neuro: Se refiere a las neuronas. Al cerebro.

El cerebro puede detectar la señal, secuenciarla, cambiarla de acuerdo a nuestras experiencias previas, o conectarla a otra experiencia que hayamos almacenado en nuestro cerebro y así convertir dicha señal en patrones de pensamiento y comportamientos, que son la esencia de nuestra experiencia de vida.

Para ejemplificar esto podemos tomar dos personas distintas ante una misma situación. Una es un niño que vive en el campo y que ha visto serpientes desde que nació. Incluso tiene una serpiente como mascota. Para este niño jugar con su mascota (la serpiente) puede producir experiencias placenteras. Y al ver a una serpiente la asocia con buenos recuerdos.

Por otro lado tenemos un niño que vive en la ciudad. Una vez cuando fue de paseo al bosque, lo mordió una serpiente que salió bajo una roca. Para este niño ver una serpiente desencadena nerviosismo (aunque se trate de un tipo diferente de serpiente) y la asocia con un mal recuerdo. Incluso si no lo recuerda, está almacenado en su inconsciente, y ello genera una tendencia conductual.

Lo que ambos niños ven es lo mismo, pero la percepción de esto mismo es sumamente diferente de acuerdo a su experiencia de vida previa, y por ende su reacción será distinta ante la misma situación. Y cabe notar que no es algo consciente, es una reacción debida a una experiencia que se encuentra en el inconsciente muchas veces.

Esto trasladado a la seducción es una herramienta MUY fuerte. Incluso si eres una persona introvertida, ya que no implica necesariamente hacer algo extrovertido, sino simplemente algo que resulte una experiencia agradable para la chica. De esta manera la próxima vez que te vea inconscientemente te relacionará con una experiencia positiva y esto hace que quiera pasar más tiempo contigo. Por esto es fundamental en la charla inicial preguntar sus gustos y disgustos.

Con el estímulo verbal y no verbal apropiado puedes hacer que la chica disfrute de tu compañía. Es importante hacerla sentir cómoda y de ser posible hacerla reír. De esta manera la experiencia será registrada como positiva y agradable, lo cual termina en que su cerebro le dicte que repetir la experiencia de tu compañía es algo deseable.

Aquí entra la planeación de la cita. Si la chica es alguien que disfrute de los animal es buena idea que vayan al zoológico, por ejemplo (suena lógico ¿no?). El ingenio y la planeación pueden lograr que sea una experiencia excepcional para ella. Y eso, dependerá siempre de las experiencias previas de cada chica, así que es algo que se debe personalizar. Si la chica es muy visual tal vez una película o una obra de teatro le gusten, si es auditiva un buen concierto, si es más quinésica corporal vayan a hacer rappel, etc.

Otra parte primordial de la PNL es hacer "espejo" todo el tiempo. Según Tad James, se trata de generar "rapport". La idea básica del rapport es que si dos personas son parecidas entre sí, se agradarán. Y si alguien te agrada es más probable que accedas a hacer algo que esa persona desea. Ahora bien, ¿cómo lograr ese estado de rapport? Para Tad James, hay 6 elementos clave:

1. Igualar su modalidad
2. Espejo físico
3. Igualar su voz
4. Igualar su respiración
5. Igualar sus "paquetes informativos"
6. Igualar sus experiencias.

Sin ser experto en PNL, mi propio entender sobre la explicación de esos 6 pasos (y creo que suficientemente funcional) es lo siguiente:

1er elemento. Igualar su modalidad (inteligencia). Para no prolongar explicaciones innecesarias, ten en cuenta que cada tipo de inteligencia (visual, auditiva, quinésica, espacial, etc.) lleva de la mano una serie de características en cuanto al ritmo y velocidad con que se habla, expresiones corporales y el uso de ciertas "muletillas" al platicar (palabras que se repiten muy frecuentemente). Presta atención y trata de igualar el estado de excitación o calma con que se conduce la chica, así como usar su propio vocabulario *ocasionalmente* (si exageras te vas a ver como los vendedores que llegan a la puerta de tu casa, es muy obvio y contraproducente).

2do elemento. Espejo físico. Literalmente se trata de imitar sus posturas físicas, el ritmo del pestañeo y expresiones faciales. Hacerlo enviará un mensaje inconsciente a la chica de que ella y tú son "iguales".

3er elemento. Igualar su voz. Iguala el volumen con que habla, el tono y ritmo y, nuevamente, las muletillas.

4to elemento. Iguala su respiración. Al coordinar tu respiración con la de ella puedes tomar el ritmo del grupo de "inteligencia" al que ella pertenece, para de ahí, conducirla a otro grupo de manera paulatina (el tuyo si esto te facilita las cosas).

5to elemento. Iguala el tamaño de sus "paquetes informativos". El cerebro procesa toda la información por paquetes. En la enseñanza de inglés se traduce a enseñar 7 ± 2 palabras nuevas cada vez (ese es el tamaño ideal del paquete informativo que la gente retiene). En PNL con la chica quiere decir que si ella te cuenta una historia llena de detalles, tú cuentes al mismo grado de detalle. Si, por otro lado, ella te da solo los eventos principales, tú limítate también con tus detalles.

6to elemento. Iguala sus experiencias comunes. Comúnmente, en el primer encuentro las personas se dedican a comparar experiencias, gustos y relaciones previas. Procura enfatizar o profundizar en aquellas donde encuentres coincidencias.

La PNL es más amplia que lo descrito arriba pero creo que por el momento hacer espejo y proveer experiencias placenteras te será de gran utilidad. Te aconsejo leer más al respecto para completar el panorama.

- ### Reconocimiento social

Regla social no hablada que también fue reconocida por los PUAs. Por alguna razón si la gente ve que eres aceptado por otras personas, es más factible que te acepten de inmediato y de forma subconsciente. Si eres visto con otras personas (mujeres en especial en lo que a la seducción compete), o manteniendo la atención de un grupo de personas (platicándoles o contando algún chiste), tu status social se eleva ante los ojos de quienes estén cerca (incluidas las chicas que estén cerca). Si eres buen orador o sabes buenos chistes aquí tienes un área de oportunidad. Parece oportuno enfatizar, si no eres gracioso no trates de serlo; la verdad no hay nada peor que alguien sin gracia fingiendo que hace o dice cosas graciosas. Sé solo lo que eres (la única excepción a esto sería tal vez, si no te gusta bailar, aprende, no es necesario que seas un buen bailarín, pero si ella quiere bailar HAZLO, es primordial).

- *"¡Los hombres tenemos que INICIAR TODO!"*

Cuando empezaba a buscar datos de ayuda, leí en el sitio de un PUA que el hombre tiene hacer todo. La mujer, a menos que este muy urgida, ¡rara vez tomará la iniciativa! Más tardé en leer eso que en descubrir que la palabra clave es INICIAR todo. Es como iniciar una fogata, tú la inicias y más tarde se mantiene por sí misma.

Incluso si le gustas a una mujer, no te abordará. Tal vez, trate de enviarte "señales". Ellas creen que los hombres tenemos esa misma habilidad nata de ellas para notarlo (afortunadamente tu SI lo harás con lo que sabes ahora). Puede que se muestre más sonriente cuando estás o que te mire más fijamente de lo normal. Pero ese es solo el modo de hacerte saber que le atraes. Esperará que tú le hables. O peor, no mostrará interés. Eso no debe desmotivarte, si a ti te interesa tu igual debes abordarla. Volverte atractivo y deseable para ella viene después. Pero si no la abordas y haces tu trabajo de seducción adecuadamente ocurrirá lo peor que te puede pasar, te verá como su **amigo** (su programación neurolingüística hacia ti será esa categoría y será más difícil entablar romance). A las chicas les gusta sentir que las circunstancias se dieron solas, incluso que tu forzaste un poco la situación (así no se tienen que preocupar de que digan que "es bien puta") Te corresponde darle las armas para que te culpe a ti de haber terminado besándote o teniendo contacto físico más íntimo.

- *¡A las mujeres les gusta tener sexo!*

A las mujeres les gusta el sexo tanto como a ti. Solo que no es socialmente bien visto que tomen ellas la iniciativa al respecto.

Algunas mujeres son más conscientes que otras de este hecho, pero el resultado final es que tú debes tomar iniciativa siempre. Para abordarla, para pedirle su número de teléfono, para invitarla a salir, para darle el primer beso, etc. Te corresponde hacer notar que tienes interés (pero no olvides que a ella le corresponde hacer notar que desea mantener ese interés; no es lo mismo iniciar que suplicar). A este respecto, si tú invitas, tú propones a donde ir. Escucha sugerencias, pero ten siempre la iniciativa. Esto te hará ver más seguro de ti mismo.

Una vez que hayas tomado la iniciativa puedes obtener varios grados de respuesta:

0. Negativa (se va o responde visiblemente mal)
1. Neutra (no reacciona mal pero no se ve atraída)
2. Positiva débil (hay una buena reacción pero requiere más trabajo)
3. Positiva fuerte (Se nota visiblemente emocionada, es fácil obtener avances)
4. Anormalmente positiva (Tiene fama de ligera y lo compruebas fácilmente)

Dependiendo del lugar y circunstancias es muy probable que la mayoría de las respuestas sean grado 0 o 1. Eso no debe dañarte en lo más mínimo. Todo lo contrario. Tú eres una buena persona y le estas ofreciendo la oportunidad de pasarla muy bien contigo. Es solo que es su opción tomar esa oportunidad o dejarla ir. Tu solo hiciste una muy buena oferta y si la deja ir pierde la oportunidad.

Si ella no responde a tu oferta puede deberse a razones que nada tienen que ver contigo. Razones que están en SU mente, no es algo personal, así que no lo tomes de esa manera. Si lo que buscas es una relación liberal, sin compromisos, ni siquiera lo pienses dos veces si el rechazo fue muy claro, busca a otras chicas. Si crees que un logro aumente tu seguridad en ti mismo, busca chicas de la 4ta categoría primero, una chica así puede serte de ayuda al inicio. NO pretendas ni de broma juzgarlas y si no encuentras rasgos de ella que te inspiren respeto mejor ni salgas con ella. Siempre procura salir con gente que SI te atraiga. Si sales con alguien solo por "experimentar" terminará siendo desagradable. Claro que debes buscar experiencias; no es malo hacerlo. Pero buenas experiencias y con chicas que te agraden y respetes.

Si estas sinceramente interesado en una relación más formal y crees que el lenguaje corporal y actitudes de la chica muestran interés (aunque verbalmente no lo diga) entonces se paciente. Muestra autoconocimiento, dignidad y amor propio; no insistas en ese momento. Hazlo en otra ocasión y siempre y cuando se preste de forma espontánea (o tu hazlo ver espontáneo). Que vea que no estás rogando por su atención, si no que ya tienes atención porque eres importante para otra gente y que le brindas la oportunidad de ser parte de tu mundo (esto claro con actitudes despreocupadas, NO con fantochería y desplantes de niño mimado).

Recuerda que no es lo mismo *iniciar* todo que *hacer* todo. Aunque la mayor parte del tiempo si tendrás que hacer la mayoría del trabajo, hay mujeres más abiertas que otras. Dependiendo de qué tan fuerte sea su superego y sus mecanismos de defensa es posible que ponga más de su parte y contribuya grandemente a tus propósitos, cómo me sucedió a mí en aquella primera vez en Vallarta.

- ### Las Fases de la Sexualidad

La sexualidad ha sido dividida para su estudio desde el punto de vista psicológico y medico en varias fases. Estas varían un poco de acuerdo a cada autor. Algunos pioneros en este abordaje al acto sexual son el Dr. Kinsey y el matrimonio de sexólogos estadounidenses, la Dra. Virginia Johnson y el Dr. William Masters. Ellos dividieron al acto sexual en 4 etapas. En esta obra veremos 6 fases a fin de dar más detalle y enfocarnos en el proceso de seducción completo:

1. Fase de deseo
2. Fase de Excitación
3. Fase de meseta (pico excitatorio)

4. Fase de orgasmo
5. Fase de resolución
6. Periodo refractario (en hombres)

Estas fases son definiciones arbitrarias y no son experimentadas de manera consciente por las personas, cada cuerpo experimenta cada fase en forma particular. La cantidad de tiempo que cada persona pasa en cada fase puede ser muy variable dependiendo la persona con quien este, el humor que tenga e incluso, en el caso de las mujeres de la fase de su ciclo menstrual y sus niveles hormonales.

No necesariamente se experimentan todas las fases ni ocurren de manera independiente. Por ejemplo, una mujer puede pasar por una fase de excitación durante un rato de baile con alguien que le atraiga pero vuelve a su estado normal durante el trayecto de regreso a su casa. También puede ocurrir que una vez en casa ella experimente la fase de excitación y orgasmo de manera rápida mediante la estimulación genital directa, sin haber pasado por la fase de meseta.

Este punto es tal vez no más importante que los demás, pero si el que mayor eco debe hacer, porque a partir de estas fases es que debes avanzar en la seducción de una chica. Es, de hecho, la piedra angular para la organización de este libro.

• ***La cita prototipo (relaciones liberales):***

La redacción de este libro es a partir de llevar a cabo cada uno de los conceptos aquí mencionados. Lo primero que me ayudó a mí antes de ir a una cita, y justo cuando comenzaba esta investigación fue armar toda la cita por pasos. La planeación es sumamente importante si uno es del tipo introvertido. El objetivo, si es una cita liberal, es acostarte con la chica desde la primera cita. Por supuesto esto no es siempre posible, sobre todo dependiendo de la programación neurolingüística y la moral (superego) de cada chica, pero es una excelente guía a tener en cuenta. Aquí es donde resulta útil saber las fases sexuales.

1. Lo primero es **abordar (conocer)** a la chica. Si se trata de una cita es porque lo hiciste previamente. Si estás en el antro, o cualquier lugar y viste una chica que te atrajo, esto será lo primero que deberás hacer. La frase de apertura (para abordarla) puede ser casi cualquier cosa, solo te sugiero no hacer entrada con frases como "estás muy guapa y quiero conocerte" o "¿te puedo invitar una bebida?". El problema que le veo a estos abordajes es que, en el primero te pones en la cuerda floja porque ya sabe que te gusta y su reacción instintiva será probarte para ver que tanto haces para demostrarlo. O simplemente te rechazará sin oportunidad de conocerte. Y la otra, es una pregunta de "sí o no". 50% probabilidad que te rechace de inmediato. Mejor haz conversación sin darle oportunidad de que decida que no le gustas o que no tiene tiempo. Simplemente abórdala bajo cualquier pretexto y sobre todo procurando que se vea natural. Si es un lugar de diversión podría ser que le pidas que tome la foto de ti con tus amigos (que además proyecta "reconocimiento social"), si fuera la biblioteca pregunta por un tipo de libro (tu "pensabas" que ella trabajaba ahí), etc. Después de eso lo demás es solo cuestión de comenzar a charlar.

Si eres de los que no saben que hablar con una chica, puedes planear desde antes los posibles temas a conversar. Piensa que en cualquier lenguaje o idioma hay dos habilidades a desarrollar:

1. Habilidades receptivas (Eres el receptor del mensaje).
2. Habilidades productivas (Eres el transmisor un mensaje).

Siguiendo estas pautas, más adelante te daré algunas ideas sobre qué puedes hablar de manera inicial. Por el momento no detallaremos en esto, pero es parte fundamental de los capítulos que están por seguir.

- **Marcadores de avance:** Definiremos como marcadores de avance a aquellos sucesos clave que ocurren durante el proceso de seducción y que funcionan como llaves para abrir candados que nos permitan comenzar acciones cada vez más eróticas. Por ejemplo, al conocer a alguien el primer marcador de avance puede ser obtener su número de celular ya que así puedes arreglar citas subsecuentes a solas con la chica. Otro marcador de avance puede ser, como se comentó antes, que ella devuelva el roce físico que tú hayas comenzado, ya que esto te indica que puedes subir el volumen de tu contacto corporal hacia ella (<u>gradualmente</u> por su puesto). No solo el contacto físico sino TODO es gradual. Tu conversación o tus bromas no deben llevar tintes sexuales al principio. Conforme se genere más confianza las bromas pueden tomar tintes más sexuales, primero sin implicar qué el sexo sea entre ella y tú. Conforme ella tolere las bromas (o las haga) puedes ser más directo. Un marcador de avance importantísimo es lograr que la chica te bese, o mejor dicho que te deje besarla (respondiendo el beso por supuesto) pues éste es el candado que te da acceso al lenguaje corporal erótico.

- ### *El alcohol es el mejor amigo del hombre*

Quiero mucho a mi perro, no lo niego, pero el alcohol (a dosis moderadas) ha hecho más por mí en este ámbito. El alcohol es un depresor de sistema nervioso central. Entre los neurotransmisores afectados está la serotonina. El descenso de la serotonina altera la percepción en varias formas y una de ellas es de percibir más belleza en las personas que te rodean. Seamos sinceros, la bonita es ella; ¡por eso te acercaste! Si le das un poco de alcohol puede que te vea "menos feo" y se desinhiba un poco.

Tampoco pretendo volverte alcohólico y mucho menos incitarte a que le des tanto alcohol que vomite encima de ti. Ese es un error que yo ya cometí por ti y créeme, si te pones tan ebrio como para besar a alguien que recién vomitó, jamás, JAMÁS lo podrás olvidar. Además si tú mismo te pasas de la mano podrías no tener erección por varias horas. Todo esto te lo digo como un incentivo para que te moderes; el alcohol si ayuda bastante a tus propósitos, pero solo con moderación. Es un arma de doble filo así que, por favor, no te excedas.

La primera cita

Como te expliqué al inicio de este libro, yo había pasado mucho tiempo en una relación y al verme solo tuve muchas dudas: ¿Cómo diablos iba a empezar a salir con chicas si por 5 años estuve solo con una? ¿Cómo abordaba mujeres con la intención de salir a hacer fiesta? ¿En dónde tenía que buscar a las chicas liberales que yo quería conocer? Eran muchas preguntas que no tenía idea como responder. Por eso comencé a investigar y comencé a enlistar los conceptos que tú recién terminaste de leer. Por supuesto no estaban todos aún, eran solo 3 o 4 páginas escritas a mano, y para rematar era más lo que había escrito que lo que había hecho.

Acumulaba conceptos en mi libreta especialmente destinada para eso (que al paso de los años se convirtió en este libro), pero nada de experiencia. Necesitaba hilar esos conceptos en la vida real. Me enteré que no hacía mucho había llegado a Puerto Vallarta a trabajar una conocida, de mi propia generación. Era atractiva pero como íbamos en carreras distintos nunca habíamos charlado mucho, además yo tenía novia. Y lo más importante, mi menos desarrollada inteligencia intersocial me habría impedido relacionarme con ella de cualquier modo. Para entonces yo ya había tomado la decisión de dejar mi trabajo (a cambio de enfocarme en pasar el Examen nacional de aspirantes a una residencia médica en México y convertirme en cirujano). Como me iría pronto de la ciudad decidí que no tenía mucho que perder. Conseguí su número y la llamé con no sé qué pretexto. Accedió a vernos un día…

Yo estaba algo ansioso por el encuentro y a la vez decidido a intentarlo con la consciencia de que, por ser la primera vez en años, había altas probabilidades de fracasar. El par de días previos al encuentro me dediqué a planear por escrito los pasos que seguiría y buscar alternativas en caso de desviarme del plan. Sabía que los temas posibles a conversar eran sobre cuándo exactamente ella llegó a Puerto Vallarta, cómo le iba en su trabajo actual y ese tipo de banalidades. Pero me tenía que asegurar de tocar el tema sobre la vida nocturna en Puerto Vallarta y preguntar cómo le iba en ese aspecto. ¿Para qué? Para "enfatizar" lo bien que sonaba y sugerir que saliéramos. Y si no llevaba ninguna clase de vida social de igual modo decir que a mí también me hacía falta salir y nuevamente sugerir que saliéramos.

Me sorprendí de darme cuenta que una vez ahí no estuve nervioso. Fue cuestión de hablarle como si nos tuviéramos algo más de confianza. Durante la plática traté de hacer contacto físico y verla a la cara frecuentemente para no lucir retraído ni desinteresado. Después de comer, recuerdo haber exclamado "¡oye!" No recuerdo que le pregunté o que le dije enseguida, pero lo que haya sido fue solo el pretexto para tocar su muñeca como queriendo llamar su atención (y ante lo raro que me pareció ir directo a las manos). El día concluyó sin nada nuevo para nadie pero nos veríamos esa misma semana para salir al malecón y desestresarnos un poco.

El día acordado pasé por mi amiga a su trabajo. Ella vestía una blusa negra y un pantalón de mezclilla. Había repasado los pasos a seguir en la cita. Aun no tenía mucha experiencia así que mi plan era más o menos simple. Recogerla, conseguir licor (que para entonces me relajaría más a mí que a ella), posteriormente iríamos a caminar al malecón. El objetivo era buscar, mientras íbamos por el malecón, algún sitio en la playa un tanto más discreto, hacer contacto físico (según el recientemente adoptado concepto del macho alfa). No sabía si tendría el valor de acercarme a buscar el beso, pero la intención era acercarme el 90% porque el infalible "Hitch" así lo decía.

Por una parte, es increíble cómo se desarrollan las cosas cuando de antemano sabes lo que vas a hacer. Pasé por ella, me aseguré de saludarla con un beso en la mejilla; primero que otra cosa nos dirigimos a comprar cerveza y posteriormente dejamos su carro cerca del malecón. Cerveza en mano nos fuimos a caminar toda la orilla de la playa. Recorrimos todo el malecón mientras yo secretamente buscaba un lugar apropiado para estar más en soledad. Durante ese tiempo le preguntaría (y así lo hice) como había ido su día en el trabajo y posteriormente sobre lo que hacía en sus tiempos libres en Puerto Vallarta, en que parte de la ciudad vivía y con quién, que tan a menudo visitaba Tepic (de donde ambos éramos originarios, a 2 horas de camino).Ahí descubrí que hay que planear como "arrancar" la conversación, pero que sobre la marcha ellas solas hacen sus propias preguntas y te dan la pauta y la confianza para charlar de manera más natural. También seguí procurando "tocarla". Seguir con los "oye" y tocar su hombro o su antebrazo, y más a menudo, su espalda. "Hitch" hace una observación en la película. Si tocas la espalda muy arriba, cerca de los hombros, es de amigos sin aspiración a más. Si tocas la espalda muy debajo de la zona lumbar "lo único que quieres es agarrar trasero". En medio era más neutral. Procuré iniciar en medio, pero la verdad, cada que podía bajaba un milímetro más. Todo el tiempo hubo bromas y sonrisas, había que quitarle seriedad a la cita.

Por otro lado, es increíble cómo cambia el desarrollo de las cosas cuando NO sabes de antemano lo que vas a hacer. Un par de horas se fueron y descubrí que prácticamente toda la playa del malecón estaba muy cerca de la gente que pasaba por ahí o cerca de algún hotel. Había sido un error creer que podía improvisar un lugar aislado (no quería que se viera planeado). Durante mis meses en Vallarta había trabajado demasiado. Conocía los hoteles y algunas colonias donde había ido a ver pacientes, pero no conocía un buen lugar para llevarla sin que fuera ofensivo pero que a la vez estuviéramos lejos de los mirones. Decidí derrotarme y tener un lugar más específico la próxima vez. Me decía a mí mismo que era de esperarse por ser la primera vez que intentaba algo así. Que la siguiente vez sería mejor. Decidí sugerir que volviéramos al carro para llevarla a su casa. De pronto, para mi sorpresa (y mi suerte de principiante) ella dijo, "¿conoces el mirador que está saliendo de la ciudad?". ¡No lo podía creer! Mis intenciones eran miserables y aun así, dios (o el diablo) estaba de mi lado. Fuimos al carro y manejé según sus instrucciones.

Cuando llegamos, ella paró el carro al lado de un árbol. 3 o 4 metros abajo estaba la playa. Caminamos por una pequeña vereda hasta abajo, yo aproveché el trayecto para ofrecer mi brazo y hacer más fácil su bajada (y mantener contacto corporal). Nos situamos en un sitio donde había muchas rocas de diversos tamaños y entre las cuales lograba alcanzar el agua cuando llegaban las olas. Nos quitamos los zapatos y los pusimos sobre la roca más alta, nos arremangamos los pantalones y dejamos que la corriente llegara a nuestros pies. De rato en rato llegaban olas más altas que nos hacían brincar un poco y a ella sujetarse de mí, en ocasiones parados sobre alguna roca para que el agua no nos alcanzara hasta la cintura. En una de esas ocasiones ella me sujetó del brazo y se pegó hacía mí en ademán de esconderse de la ola. Yo me pegué un poco más y la rodeé con mi brazo respondiendo a su gesto. Cuando la ola se fue ella se sentó sobre una roca. Yo seguía sujetando su espalda mientras ella se sentaba hasta que ella estaba tan abajo que mi mano quedó en su hombro y su cara viendo hacia arriba para mantener contacto ocular. Me acerqué mientras seguíamos riendo un poco por cómo nos mojó esa última ola. Ese parecía el momento perfecto para buscar acercarme el 90% que "Hitch" ordenaba. Nuevamente me ganó lo novato. Me acerqué pero como al 50% temí que no resultara. Estaba muy cerca como para alejarme solo de repente y carecía del valor para besarla así nada más. Terminé besando su mejilla derecha. Yo me sentía un poco idiota pero el hecho es que ella no se alejó ni refutó mi acción. No pasó mucho antes de que lo intentara otra vez. Ella acomodó su cara de manera tal que el beso esta vez tendría que ser en sus labios. Y así ocurrió.

Durante el siguiente par de minutos continuamos besándonos sin pronunciar palabra alguna. Yo deslicé mi mano por debajo de su blusa negra, la cual llevaba desfajada. Mientras continuábamos besándonos yo me preguntaba que tanto podría avanzar esa misma noche y que tanto me permitiría tocarla en ese instante. Recorrí mi mano por su espalda mientras la otra seguía sujetando su nuca. Pasé mi mano primero por encima del broche del sostén. No noté ninguna clase de resistencia. Decidí avanzar un poco más y metí mi mano por debajo de su sostén, aún por la espalda. En ese momento ella me jaló para que me sentara yo en la roca y ella se subió en mí. ¡Yo estaba atónito! Continuamos besándonos y de pronto volteó hacia su lado izquierdo pero sin alejarse. Me tomó un instante darme cuenta que me estaba presentando el cuello. Desvié mi beso de su boca hacia su mejilla y posteriormente bajé por su cuello. Saqué mi mano de su espalda y comencé a acariciar su cuello y bajé lentamente hacia su esternón. Dudé en bajar más y la volví a besar. Repetí la acción de besar su cuello mientras devolvía mi mano derecha debajo de su blusa y la otra por encima. Fui bajando mi beso por su cuello hasta que topé con la clavícula. Dudé en proseguir ante el temor de ponerla defensiva, pero al no ver resistencia decidí proseguir, así que bajé aún más el beso por su esternón mientras devolvía mi mano derecha fuera de la blusa. Mientras proseguía besándola deslicé mi mano por encima de su blusa sobre sus costillas hasta que sentí las orillas de su seno. Como no hubo resistencia nuevamente avancé y acaricié su seno sobre la blusa. Nuevamente la reacción fue positiva. Lejos de resistirse su respiración se tornó cada vez más agitada y, al tocar su pecho susurró un leve gemido. Bajé su blusa desde su hombro hasta que su seno fue accesible y comencé a besarlo. Ella deslizó su mano debajo de mi pantalón y respondió el gesto…. Pronto nos percatamos que, por muy aislado que estuviera el lugar, ya habíamos ido demasiado lejos. Nuevamente fue ella quien sugirió "vamos a mi casa" Más atónito yo ya no podía estar. Nos arreglamos la ropa y fuimos a su casa. El resto no amerita detallar. Una vez en su casa continuamos las caricias, desvistiéndonos y tuvimos el sexo más casual y fuera de compromiso que yo hubiera tenido nunca.

La experiencia me dejó absurdamente alegre y un cambio conductual que fue, sin duda, un parte aguas en mi vida. Tuve tiempo de repetir la experiencia de manera MUY similar con otras 2 personas antes de partir de la ciudad, pero de igual manera con errores parecidos, y un fracaso debido a no tener un sitio previsto.

Quedaron muchas cosas por analizar después. Lo primero fue darme cuenta que por mucho tiempo (y en varias ocasiones que mi ex me había terminado) yo había reprimido mi deseo de salir con alguien pensando que era como engañar a mi ex. ¡Después de todo podíamos volver! Ya no más. Ella me había dado mi libertad de vuelta y tenía que vivirla. En seguida estaba esa extraña sensación de no saber si yo había escogido a la chica o ella me había escogido a mí. Como yo le llamé decidí que yo la había escogido. Comprendí que esa sensación se debía a que yo iba con la idea de que yo tendría que hacer absolutamente TODO. Y no había sido así. A pesar de haber tenido sexo con ella la segunda vez que salimos, sentía que había hecho las cosas algo mal. De esto saqué algunas conclusiones. Primero, debí haber previsto uno o hasta dos lugares donde tener la opción de ir para estar solos, lo demás fue solo suerte. Segundo, aunque me acobardé y no besé su boca inmediatamente, lo importante fue que hubiera una iniciativa, si no la hubiera tomado (por débil que esta fuera) la noche habría terminado varias horas más temprano. De tal forma, que la conclusión fue que si bien **yo debía iniciar todo**, **ella** era quien debía **seguir el juego** y mostrar su interés (o desinterés). De manera que una cosa es "iniciar todo" y otra es "hacer todo". Otro punto destacable era que yo inicié la cita creyendo que de alguna manera tendría que persuadirla o convencerla de tener sexo. Tal vez en otras ocasiones así sería, pero esta ocasión no fue así. ¿Por qué? Mi conclusión fue simple. A las mujeres les gusta tener sexo tanto como a los hombres. De acuerdo a su formación algunas tendrán conflictos internos al respecto o serán conscientes de ello pero no querrán ser obvias. Otras simplemente lo demostrarán abiertamente y como algo natural. En esta ocasión fue obvio que ella también tenía el deseo de tener sexo conmigo. Y entonces surgió una pregunta de mucha trascendencia. ¿Cómo podía inducir ese deseo en otras chicas con quienes saliera? Nutrido con los conceptos que había aprendido recientemente y con aquellos que ya conocía, encontré la manera de organizar de una manera lógica los pasos que seguiría cuando saliera con alguien. De esa pregunta nació el precursor de solo 3 o 4 hojas del método que leerás a continuación…

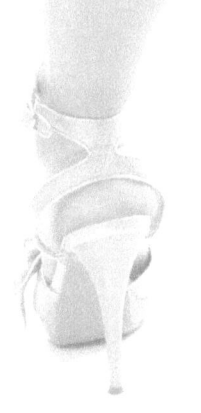
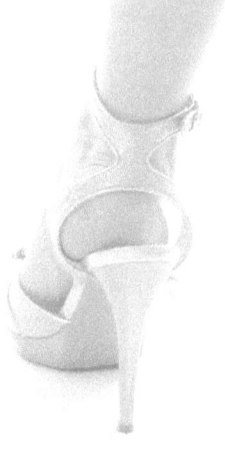

Segunda sección

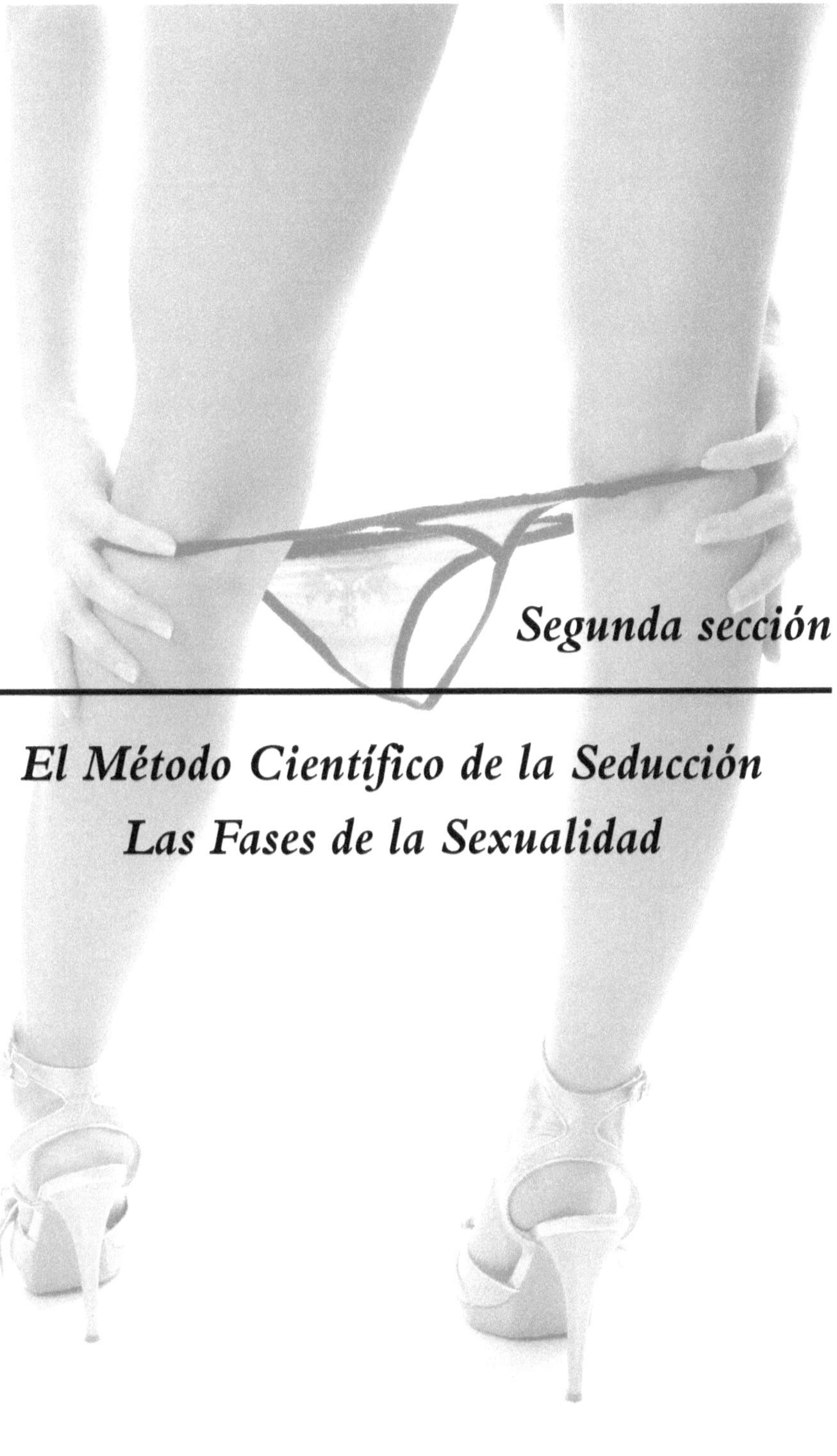

El Método Científico de la Seducción
Las Fases de la Sexualidad

Capítulo 2

La Fase del Deseo

¿Cómo podía inducir ese deseo en otras chicas con quienes saliera? La búsqueda de esa respuesta me recordó otro concepto (que después incluí en la lista), las fases de la sexualidad de Masters y Johnson. Como ya se mencionó anteriormente, el acto sexual abarca seis fases:

1. *Fase de deseo*
2. Fase de Excitación
3. Fase de meseta (pico excitatorio)
4. Fase de orgasmo
5. Fase de resolución
6. Periodo refractario (en hombres)

En las siguientes hojas estaremos desarrollando lo correspondiente a la primera fase, la fase del deseo. Cuando uno lee estas fases en un libro de medicina, pareciera que la fase del deseo fuera solo un instante previo a las demás fases. Sin embargo, luego de analizarlo, es probable la fase más duradera de todas y sin la presencia de esta las demás no tienen posibilidad de ocurrir.

Como ves, el acto sexual no es solo el coito en sí, por eso es importante utilizar todos los conceptos mencionados en el capítulo previo para lograr activar el deseo en las chicas, lo cual deberás lograr antes de poder tener sexo con ellas. Recuerda cultivar tu persona para volverte más *deseable*, trabaja en tus 3 preguntas, ejercítate y utiliza todos los conceptos que te di el capítulo anterior.

Cuando Freud comenzó a hablar del deseo lo llamaba "libido". Al paso de los años, distintos autores ha utilizado distintos términos para hablar de ello. Sorprendentemente, Masters y Johnson no incluyeron esta fase en sus escritos, ellos se enfocaron mucho más en el acto sexual en sí. Una sexóloga, de apellido Kaplan, introdujo el término en 1970 y lo sumó a las fases propuestas por Masters y Johnson.

El deseo es la anticipación no consumada del acto sexual. El deseo, es esa anticipación que ocurre primero en la mente de un individuo pero que involucra a un sujeto externo. Se nutre del anhelo por tener sexo con la otra persona. Ese es el anhelo sexual que quieres activar en tu chica. Es esa idea la que pretendes sembrar en su mente, la idea de que cabe la posibilidad de tener sexo contigo.

Una vez aclarado lo anterior, la fase de deseo deberás desarrollarla en varios pasos:

1. **Conocer** a la chica.
2. Quedarte **a solas** con ella (en ese momento o arreglar una cita).
3. Hacer programación **neurolingüística positiva**.
4. **Inducir** el **deseo** sexual.

1. Conocer a la chica

Para poder activar el deseo en una chica primero es necesario conocerla. Eso es muy lógico. Ahora bien, si eres tímido ¿cómo harás eso? Cuando veas a una chica vas a necesitar decir algo para abordarla. En realidad lo que digas *es lo menos importante*. Lo importante es que *digas algo.* Según los PUAs, el lugar tampoco es importante, cualquier lugar es bueno para conocer a alguien. En eso estoy de acuerdo con ellos.

Si estás leyendo este libro es muy probable que seas una persona introvertida y que no ve como algo natural el socializar o hablarle a una chava. En realidad es cuestión de abrir la boca solamente, pero como seguramente te cuesta trabajo te daremos ideas y ejercicios para que trabajes en ello gradualmente.

Este libro no es una lectura pasiva, requiere que todo lo que leas lo lleves a la práctica. Como dije antes, hacer cosas que deliberadamente salgan de tu patrón normal de conducta, que salgan de tu zona de confort, no importa, es parte del plan. De aquí en adelante debes meterte en la mente que cada que veas una chica deberás tratar de hablarle, incluso si la chica no te gusta (eso lo hará más fácil). La idea es hacer *"práctica"*. De aquí en adelante, trata de dedicar a la "práctica" por lo menos una hora al día, ya sea por las tiendas, el parque, tu escuela, tu trabajo, etc. No es necesario salir específicamente a eso, solo hazlo parte de tu día normal. Es como hacer ejercicio, lo repites hasta que vas siendo más hábil. Cosas tan fáciles como lograr que una chica voltee a verte y digas "hola". Eso ya es un *avance*. O hablarle sobre el clima "tan frío, caluroso, etc." a la chava que está haciendo fila detrás de ti. Preguntarle a una chava guapa (o incluso no tan guapa) como llegar a una dirección X, hacerle un comentario agradable sobre prendas como su reloj o los zapatos, preguntar en la tienda si sabe dónde están los baños. Cualquier cosa que implique interacción con ellas es practica válida.

Conforme avances tendrás que hacer conversaciones más largas. Preguntar si es de tu misma ciudad, o si es de otra parte, pedirle que tome una foto de ti y tus amigos. Cualquier pretexto para desprender una conversación un poco más duradera. Luego cuando tengas que irte poder decir "me gustaría seguir esta plática ¿cuál es tu número de teléfono?". No uses frases como "¿me *podrías* dar tu teléfono?", es una pregunta de si y no, 50% a que te diga que no. Pregunta como asumiendo que te lo dará. Otra forma de hacerlo es sacar una hoja, anotar tu número mientras sigues platicando (sin decir nada sobre esto) y dársela, luego (aun sin decir nada al respecto) le das una hoja en blanco y tu pluma para que anote el suyo. Esto último lo leí de los PUAs y concuerdo profundamente ya que NO es lenguaje verbal, es lenguaje corporal y eso lo vuelve mucho más efectivo. Al darle tu número ella asumirá que quieres el de ella y lo escribirá. Otra manera, y que personalmente encuentro más casual (y por ende más funcional) es sacar tu celular y comenzar a llenar con sus datos aun sin preguntarle nada y siguiendo la conversación, en cuanto haya una pausa entonces haz tu pregunta ¿Cuál es tu número de celular? Ahí mismo puedes agregar su cuenta de correo y Facebook. El chiste es siempre mostrarte **seguro de ti mismo** y con la certeza de que *ella quiere darte su número.* Si te da trabajo verlo de esa manera simplemente piensa que, como cualquier mujer, ella busca alguien que le de respeto y la trate bien. Tal vez *ella aún no sabe que ese eres tú*, pero eso no te impide ofrecerle (darle la oportunidad) que te conozca. Si ella no corresponde esa oportunidad que tú estás creando para ambos, entonces no te preocupes y bríndale esa oportunidad a alguien más que valore tu compañía porque eres una persona honesta, que no busca engañarla ni dañarla. Recuerda, las razones para rechazarte están en SU PNL previa. No es personal. Al usar la estrategia anterior es muy poco probable que ella diga de forma tajante que no te dará su celular, en todo caso y si siente duda de hacerlo te preguntará "¿Por qué quieres mi número de celular?" En cuyo caso tú puedes simplemente responder que te cae bien y te gustaría mantener contacto. Es casi seguro que te de su número después de eso, ya que si no lo hace, o se pone muy cortante, es ella quien parecerá paranoica o antisocial y sus mecanismos de defensa, inconscientemente, tratarán de evitar que se sienta de esa forma.

Tal vez la mayor limitante que te encuentres sea tu propia conciencia. Sentirás que al hablarle a una chica con intención de seducirla estás haciendo algo malo. A mí me ayudó analizar y racionalizar la conducta de la seducción. En realidad es parte de la vida de todas las personas que buscan una pareja, y la vida sexual y de pareja es una muy natural. Si te sirve de algo analiza y repasa los siguientes preceptos:

- **La seducción es algo natural.** Está presente entre las especies y no es exclusiva del ser humano. Entonces, ¿por qué darle tintes de maldad o de pecado? Es algo que, le guste a quien le guste está presente en el subconsciente colectivo y en todas las culturas. Es una parte importante de nuestras vidas y ejercerla de manera natural (y responsable) no convierte a nadie en pecador ni amigo del diablo. Solo te hace una persona saludable y en el mejor de los casos puede generar una sensación de autoeficacia que pienso que es muy importante en la consolidación de la seguridad de sí mismo de un individuo. Esta seguridad puede ser muy útil en diversos aspectos de la vida de cualquier hombre así que ser un seductor exitoso igual puede ayudar a traspolar ese éxito en todos los demás aspectos de su vida.
- Por eso puedes estar relajado, en calma y autocontrol cuando hables con chicas.
- Debes eliminar sentimientos de inseguridad, ella es solo *una* chica.

- Recuerda que eres una persona importante y valiosa para mucha gente y solo tratas de crear una oportunidad para que ella sepa por qué tu gente te quiere.
- Si ella no valora esa oportunidad NO la merece (y debes aceptarlo sin llorar ni hacer pucheritos, ser fuerte y seguir en busca).
- Si no responde a ti NO es culpa tuya. Es SU programación NL previa.
- Siempre *debes hablar pausado, claro y mostrarte relajado*. Debes ser *asertivo.*
- Conforme practiques cometerás errores. ¡Bien! Eso es de esperarse y solo aprenderás de ellos porque eso en el futuro te volverá un mejor seductor.
- **Entre más practiques**, más errores habrá de que aprender, *pero también más éxitos.*
- Hablar con tantas chicas como puedas durante el día te hará cada vez más fácil las cosas porque se volverá una actitud natural.
- Trata de **obtener teléfonos (datos personales, e-mail, cuenta de Facebook o twitter) de todas las chicas** (muchas veces es el **primer candado** y eso **te permite abrir otros con más tiempo y calma**).
- Lo anterior NO es nada malo. Es solo socializar. Lo mismo haces con amigos que te simpatizan.
- Es necesario trabajar en las "3 preguntas constantemente" para ser mejor y tener más que ofrecer.
- Saber bien quien eres te permitirá actuar con mayor tranquilidad y seguridad.
- Debes recordar el contacto ocular frecuentemente durante la conversación.
- Recuerda siempre tus cualidades y que eres un hombre deseable.
- En el ritual animal de la seducción el macho casi siempre debe tomar la iniciativa. Entonces las mujeres subconscientemente esperan que tú des el primer paso.
- Recuerda, la mayor limitante es tu propio temor. ¡Debes superarlo!

- Sal solo con chicas que de verdad te interesen y atraigan y trátalas bien.

- Tu meta debe ser desarrollar tus habilidades intersociales e intentar cosas nuevas, para eso debes experimentar y equivocarte ocasionalmente, pero finalmente tendrás éxito. Recuerda, la mujer indicada siempre llega después de la equivocada. ¡Por eso es natural que tengas que salir y conocer más chicas!

- ***Eres una persona valiosa.*** Tú debes tomar el primer paso pero la chica debe mostrar que merece *mantener* tu atención. En el momento que ruegues, perderás toda oportunidad. Debes darte tu lugar siempre y mostrar seguridad y dignidad incluso si eres rechazado. Si te das tu lugar te volverás más deseable. Las personas somos contradictorias, deseamos más lo que no tenemos seguro y deseamos menos lo que no nos representa retos; por eso si ruegas ya perdiste. Si le haces notar que NO rogarás, te vuelves más deseable.

Con estos preceptos en mente, sal y **conoce** mujeres. Algunas veces tendrás que abordarlas. Otras veces verás que es muy fácil. En ocasiones conoces gente por medio de amigos y el esfuerzo para **conocer** chicas será nulo, pero dependerá siempre de ti. Será un proceso gradual. Practica cuanto puedas y cuando te sientas con la confianza avanza.

Recuerda que todo lo anterior te lleva a **conocer** (abordar) chicas que es el primer paso de la fase del deseo. Una vez que la abordaste y tuviste oportunidad de hablar un poco, tendrás que buscar la oportunidad de estar tu solo con ella. Si conociste a la chica en una fiesta, entonces automáticamente podrás buscar *"quedarte a solas con ella"*, pero si la conociste por ejemplo en tu clase de francés, entonces tendrás que buscar la manera de hacer una cita para estar a solas con ella después. Aquí se ve la importancia de obtener el número de celular o su correo. Puedes arreglar una cita por celular. Los celulares son una maravilla porque los mensajes de texto hacen sumamente fácil socializar de manera informal. Los redes sociales por internet también, así que busca que te de sus datos de contacto de Facebook, twitter o lo que te sea más útil.

2. *Quedarte a solas con la chica*

Siempre debes buscar estar a solas con la chica. Si la bordaste en una fiesta tal vez sea fácil pasar por todos los pasos de este método esa misma noche. Si estás donde hay mucha gente sugiérele ir a donde haya menos ruido para poder platicar y posteriormente sácala de la fiesta con pretexto de "mostrarle un lugar". O bien al terminar la fiesta ofrécete a llevarla. El pretexto que se te ocurra es válido y *si tienes tu propio lugar para continuar su propia "fiesta" es ideal.* En esta situación el mejor amigo del hombre no es el perro, es el alcohol así que proporciónale el suficiente. NO se trata de embriagarla hasta la inconsciencia, pero sí de que esté relajada y desinhibida (ya que el alcohol es un depresor del sistema nervioso central, lo primero que deprime es la vergüenza). Si no estabas en una fiesta, lo mismo aplica para cuando tengas tu cita con ella, solo que será más fácil porque estarán solos desde el principio.

Una vez que logres estar a solas con ella, no todo es tomar alcohol. Deberás tener de que hablar. Cuando uno es poco sociable por naturaleza es mejor planear desde antes los posibles temas de conversación. A mí eso me fue muy útil por eso te doy las siguientes pautas. Los temas de conversación aquí mencionados no son de ninguna manera exclusivos para cuando estés "a solas". Puedes usarlos desde el principio cuando abordes a la chica. Pero si la conoces en una fiesta (que es la situación prototipo de este método) todo fluye de manera continua sin mucha distinción entre las fases. La división que se hace aquí entre pasos, enfatizo, es meramente pedagógica, y todo va encaminado a activar el deseo de la chica hacia ti.

Pues bien, para que siempre tengas de que hablar, te sugiero planear tu conversación en dos fases de acuerdo a las 2 sentidos en que fluye cualquier comunicación:

A. Habilidades receptivas (Recibir un mensaje).
B. Habilidades productivas (Transmitir un mensaje).

Es importante que recuerdes que parte de lo que Darwin nos enseño es que el sujeto más apto para la reproducción es el que generalmente lo logra. Para que seas **deseado,** es importante que luzcas bien, que te ejercites y des una buena imagen. Así mismo, trabaja en tus tres preguntas constantemente, ten presente siempre quien eres y no dudes de tu persona ante ninguna chica. Eso es parte también de hacer que la experiencia de la chica sea agradable. Planear es el 50% para que salga bien, especialmente si eres introvertido. Pero el otro 50% es que sepas ir de acuerdo a como se desarrolle cada momento. Adaptarte a lo imprevisto también.

A. *Recibiendo información importante*

Entonces la primera fase de la estrategia es, como dije, **recibir** información. Por eso debes planear muy bien que información te interesa conocer. Lo que te daré a continuación son algunas ideas sobre que puedes preguntar, pero tú puedes implementar las preguntas que creas te servirán y repasarlas antes de ir a tu cita. Si sabes que preguntar, todo el tiempo tendrás algo nuevo que hablar y parecerás interesado en su vida y su persona. Así que matamos dos pájaros de un tiro, te muestras interesado y obtienes información útil. Para esta fase te sugiero indagar 2 aspectos: 1. Información básica de su vida y 2. Datos importantes de su personalidad.

Si sigues los 2 pasos de la estrategia de comunicación, siempre tendrás algo de qué hablar. Que no te invadan los nervios, solo recuerda tus preguntas de información básica y de personalidad.

Información Básica

Entre las preguntas básicas que debes hacer están:

➢ Dónde vive.
➢ Su edad.
➢ A qué se dedica.
➢ Donde trabaja o estudia.

➤ Tipo de familia. Nombres, edades y ocupaciones de los miembros.

➤ Si vive con sus padres o sola (si vive sola es una ventaja)

➤ Tipo de trabajo y horarios del mismo.

➤ Horarios establecidos en su casa.

➤ Días en que haya actividades familiares o laborales "ininterrumpibles"

➤ Relaciones previas. Número y características de las mismas.

➤ Motivos de fracaso de las mismas.

Personalidad

Así como te has preguntado antes respondiste a las 3 preguntas (capitulo 1) y te preguntaste, ¿quién soy yo? Ahora debes averiguar quién es ella. Conócela y tendrás una gran ventaja para planear citas subsecuentes y hacer programación neurolingüística positiva. Sabrás como hacer su tiempo juntos ameno y como evitar desilusiones.

Indaga también sobre la segunda y la tercera pregunta. ¿Quién quiere ser? ¿Cómo piensa lograrlo?

Recuerda que los humanos nos comunicamos hasta un 90% por medio de lenguaje no verbal o verbal indirecto. De manera que si te mantienes atento a sus emociones y lenguaje corporal durante la plática podrás también ver parte de su subconsciente. Su id, su superego y su ego.

Cuestionario en relación a la 1er pregunta:

➤ Qué es lo que le gusta y lo que le desagrada de su trabajo/ escuela (aquí puedes aprovechar para utilizar la técnica en espejo; puedes decir algo sobre ti mismo que refleje lo que ella acaba de decir).

➤ Cuáles son sus pasatiempos (muy útiles para planear futuras citas haciendo lo que a ella le guste, eso garantiza que su experiencia sea más agradable y quiera repetirla), así no la invitaras al cine a ver una película romántica sin saber que le gustan las de terror.

➤ Que tan a menudo hace o practica sus pasatiempos.

➢ Hacer una regresión en el tiempo para saber que le hizo falta a su vida (para dárselo ahora). Donde nació, donde y como se ha desarrollado, etc.

➢ Saber si se siente sola (que tan receptiva es a iniciar una relación), eso se logra preguntando si tiene alguna relación actualmente y cómo se siente en ella. Si no sale con nadie, averigua si es porque ella no ha querido o porque no se ha dado la situación.

➢ Valores y costumbres morales (superego)

➢ Saber si es muy religiosa o tiene principios muy arraigados (superego).

➢ Relaciones previas (las que hayan sido importantes), cómo iniciaron, por qué terminaron. De manera discreta puedes indagar sobre su sexualidad.

En relación a la 2da pregunta:

➢ Que metas tiene en su vida.

➢ Cómo se ve a sí misma en 5 años, en 10, en 20.

➢ De las costumbres y valores morales que te platique, pregunta que tan firmemente cree en ellos, por qué (tal vez fueron inculcados por sus padres) y si cambiaría alguno en alguna circunstancia (o más bien cuales quisiera cambiar), cuales son naturales y en cuales tiene que luchar consigo misma para seguir sus "reglas" familiares, sociales, etc. (contrasta su id y superego).

En relación a la tercera pregunta:

➢ Sobre las metas que te platique, indaga como está trabajando actualmente en ellas o cuando piensa que comenzará a hacerlo.

➢ Asegúrate de incluir académico y laboral, pero también el ámbito personal y amoroso (si te revela que de momento quiere "disfrutarse" a sí misma es MUY buen indicio).

Esta fase sigue siendo de preguntas. De cierta manera se trata de averiguar qué espera de su "príncipe azul". Sin embargo esto es solo lo que su consciente le mande en ese momento. La verdad es que esto solo nos dará datos un tanto superfluos ya que es lo que está en su inconsciente lo que importa para ti. La información que aquí obtengas puede ser la de alguien muy distinto a ti. NO importa. Recuerda que el "hombre perfecto" ya se casó. Vive con la "mujer perfecta". El hecho de preguntar todo esto tiene otro objetivo. De manera sutil pero deliberada le estás haciendo saber que te interesas por ella de manera romántica. El mensaje lo estás mandando a su subconsciente. Si ella llegase a preguntar abiertamente entonces sé más directo en decirle que te gusta y por eso quieres saber todo eso (a veces son muy conscientes de todo este proceso de seducción y les gusta probarte, así que díselo mientras la ves a los ojos).

- ➤ Cómo es su hombre ideal. Una manera divertida es hacer la pregunta de manera indirecta. La pregunta directa podría ser quien es su personaje favorito masculino. ¿Por qué él?
- ➤ La misma técnica aplica para saber cuál es su "yo" ideal. Únicamente cambia a personaje femenino y por qué.
- ➤ Una alternativa a estas dos últimas es preguntar que elemento natural cree que se parece más a ella y cual le gustaría ser y por qué.
- ➤ También puedes ser directo, ya es cuestión de estilos. Elige el tuyo.

IMPORTANTE: Recuerda que probablemente ella también tenga preguntas y temas de conversación. Introduce tus preguntas dándole espacios intermedios por si ella quiere preguntar o platicar algo. Es una conversación NO un interrogatorio. O bien, sí es un interrogatorio pero disfrázalo de conversación.

B. *Produciendo información importante*

Es la segunda fase de la estrategia de comunicación. *No* más *preguntas*. Es tu turno de *HABLAR (nuevamente, no seas muy literal, dá espacios por si ella quiere hablar)*. Aquí hay 2 subfases. La primera se desarrolla alrededor del mensaje que le quieres transmitir de ti mismo. Es como te quieres *"proyectar"*. La segunda es lo que le digas para *"provocarla",* para activar su *deseo*.

Proyectar

En este punto el objetivo principal no es averiguar nada sobre ella, si no hacer que ella te respete, te admire. Aquí es la fase donde debes proyectar amor propio y mostrar tu lado "alfa". Si quieres seducir a una chica (tener sexo con ella, mas crudamente dicho) debes lograr que le gustes y que te respete. Para que una mujer este contigo debe admirarte antes. Debe ver algo por lo que te pueda respetar. Que te vea como un ***"macho alfa"***.

En esta parte debes platicarle tus experiencias de vida. Pero debes platicarlas con seguridad y procurando que tu participación en la historia se vea importante (sin caer en lo arrogante). Por ejemplo, cómo fue que tuviste un accidente a caballo, o en un carro y saliste "vivo" (puede ser en tono un poco bromista para no lucir arrogante). Las dificultades que has topado mientras cursabas tu carrera/ escuela y como lograste salir adelante. Si eres profesionista eso ganará puntos, ya que implica que eres alguien en la vida. Tienes cierto estatus social, "un abogado, un doctor, arquitecto, etc.". Si tocan un tema en particular haz valer tus conocimientos y puntos de vista y explica el porqué de tu postura con seguridad. No está por demás decir que si ella opina distinto debes mostrar respeto, pero no tienes que cambiar de opinión solo porque ella piense distinto, eso lejos de ayudarte te restará puntos. No se trata de menospreciarla, solo que sepa que aunque te guste ella, tú ya tienes una vida y que eres importante para otra gente aunque ella no te hiciera caso (no lo debes decir directamente, solo implicarlo en tu platica). Hazle saber sutilmente que no estas "mendingando" su atención. Es más bien como si tienes un postre y le ofreces compartirlo con ella.

Provocar

Una vez que has proyectado una imagen respetable, o que te mostraste como un "macho alfa" no esperes escucharla decir nada. No te lo dirá, ni lo piense tal vez de manera consciente, pero lo percibirá. No de modo abierto, pero te estas mostrando como alguien *"deseable"*.

No olvidemos todo lo comentado hasta aquí tiene por objeto **activar el deseo** de la chica, pero aún falta un poco para llegar a eso, primero tenías que recabar y brindarle a ella información.

Esta parte de la estrategia para "provocar" deseo será más detallada en el punto 4 (activar el deseo de la chica) ya que es justamente ahí donde llegamos al punto angular de la primera fase sexual, "el deseo".

3. *Hacer programación neurolingüística positiva.*

Antes de proseguir a tratar de provocar a la chica, debes hacer que ella pase un buen rato y esté en confianza contigo. Todo esto se desarrollará conforme platiquen (todo lo que arriba te comento y lo que se agregue) y pasen tiempo juntos.

Esta PNL dependerá de la planeación que hayas logrado hacer previamente (si hubo tiempo) para hacer una actividad que ella disfrute y de cómo la hagas sentir cuando este contigo. Este punto en realidad ocurre simultáneamente al punto anterior, ya que una vez que estés "a solas con la chica" todo lo que hagas debe ser de manera que ella tenga una experiencia agradable.

Resulta muy importante que entre todos los pasos anteriores la hagas reír. Si no eres muy carismático no lo intentes demasiado. Simplemente muéstrate sonriente y de buen humor todo el tiempo. Eso la contagiara un poco. Si tienes la destreza trata de contar tus experiencias de manera graciosa o cuéntale algún chiste relacionado a lo que están platicando. Hacerla reír es importantísimo en una programación neurolingüística positiva, así que si eres carismático o cómico tienes una gran ventaja.

Lo único que resta agregar durante esa fase es que desde el inicio debes hacer contacto físico. Claro que es gradual. Debes empezar con roce suave. Toca sus brazos, su espalda media, hombros y sus manos. Si están sentados en algún restaurante o café, no te sientes frente a ella. Siéntate a su lado. Ello facilita el contacto físico. El énfasis son sus manos, con el pretexto de "ver su anillo", "ver su pulsera", sus uñas o cualquier cosa, toca sus manos. El contacto más fuerte solo podrá ser cuando ella responda al tuyo (o en algunos casos, si es ella quien lo inicia). Entonces puedes intentar las caderas o la pierna (suavemente aun).

4. Activar el deseo en la chica

Esta acción entra en la última etapa de la fase del deseo. Como se mencionó antes, la división por etapas es más por enseñanza que por cualquier otra cuestión. Todo esto es algo que debe fluir de manera continua desde que estés a solas con la chica.

Provocar

En esta fase más íntima deberás volver la plática, justamente más personal. Hablar de gente y relaciones que involucren historias de connotación sexual (dios bendiga a Bill Clinton y los escándalos sexuales públicos). Ir incrementando *gradualmente* el tono de la conversación para activar sus esquemas de pensamiento (que en psicología son nada menos que sus conocimientos y experiencias en la materia). Esto es para **encender su deseo** de manera paulatina. Deberás manejar el tono de la conversación de acuerdo a sus reacciones. Igual que el contacto corporal, la conversación debe tomar tintes cada vez más sexuales de forma *gradual*.

En esta etapa considera juegos como "la botella", "verdad o atrevimiento" "semana inglesa" o "la historia más sensual", etc. Lograr un beso es una buena meta, pero deberás tratar de llegar lo más lejos posible incluso en la primer cita. Sin embargo, esto sería una etapa posterior en las fases sexuales por lo que lo dejaremos para después.

Recuerda que dijimos que el contacto físico se lleva acabo todo el tiempo que estén a solas. Ello también puede influir para activar su deseo, pero en esta etapa no deberás hacer contacto erótico ni de chiste aún. Acaso, y si ya se tienen cierta confianza puedes hacerle cosquillas o algo parecido. Ciertos tintes infantiles en cuanto a sus bromas y contacto corporal a veces es sano en el juego de la seducción, pero se cauteloso de acuerdo a la personalidad y las características de cada relación. Recuerda que no puedes ser rígido. Lo anterior es una guía pero siempre puede haber muchas cosas espontaneas de que hablar. El carro que va pasando, el conocido con quien se toparon al salir del café, las noticias de la televisión, lo que hicieron durante el día, las películas que les gustan, cualquier tema que ella traiga a conversación, etc.

No olvides introducir algo de alcohol desde el inicio, siempre que te sea posible. Todos los pasos comentados arriba pueden llevarse a cabo con él o sin él pero si hay alcohol de por medio es posible que todo se te facilite.

Conclusiones

Si eres observador notarás que aun cuando la plática tome tintes sexuales, jamás le hablas de "tener sexo con ella" (aunque SI está permitido preguntarle SUS opiniones personales en materia sexual, pero sin sugerir que lo haga contigo). Como dijimos la comunicación verbal es la menos importante y en este caso incluso peligrosa. Si le ofreces sexo en voz alta corres el riesgo de ofenderla, de hacerla sentir como una cualquiera.

A las mujeres les gusta sentir que fue algo espontáneo. Que tú forzaste un poco la situación y ella solo se dejó llevar. Si ocurren las cosas de manera diferente no llegarán muy lejos porque temen que tú cuentes lo ocurrido y más que eso, que las hagas ver o sentir como "mujerzuelas" o "mujeres fáciles". La frase que más les duele: "es bien puta". Es por eso que debes tratarlas con respeto. Aún si tú crees que son fáciles te puedes topar con una sorpresa, así que no asumas.

Los pasos anteriores en una cita no serán distinguibles porque están empalmados e hilados. El orden de los pasos descritos puede fluir tal de esa manera o puede haber avances y retrocesos a través de los mismos, no es necesario forzarlos si las cosas van saliendo bien de forma natural.

Ahora bien, el objetivo es recorrerlos en una sola cita, sin embargo, puede ser que ocupes varias citas para lograrlo. Si así ocurre es probable que haya cierta "regresión" en los avances que hayas hecho la cita anterior. Es natural, no te preocupes, generalmente puedes volver al punto donde te habías quedado de manera cada vez más rápida especialmente si ya ocupas una posición en su mente. Una buena forma de posicionarte en su mente es poniéndole un apodo según Ed West. Claro no debe ser ofensivo. Si acaso algo intermedio entre algo cariñoso y algo bromista, tal vez que rete su ego un poco. Ed West comenta que si es muy bonita una buena idea sería compararla con una actriz de belleza intermedia. No estoy de acuerdo. Creo que, en general, a las mujeres no les gusta que las comparen con famosas (es como que quisieras estar con la famosa y no con ella). Pero es un buen ejemplo para el caso. Yo diría que más bien si, por ejemplo, es muy bonita pero tiene pecas, puedes llamarle "pequitas" o "niña pecosa", etc. O si es muy bonita y femenina pero la mayoría de sus amigos son hombres puedes decirle "niña amigo" o "compita" (y si pregunta dejarle claro el porqué del apodo), etc. Algo que suene como "de cariño" pero que le haga dudar un poco.

Además de los apodos, procura que durante todas las etapas de tu interacción con ella no falte la "sana carrilla" que harías con cualquier amigo. Bromea sobre el aspecto de sus zapatillas, o sobre alguna de sus prendas, sobre su peinado, sobre algo. Sólo procura que toda tu platica no sea estarla criticando y no te pases de la raya. Ahora sí que un chascarrín muy ocasional. Si eres MUY bromista mejor modérate porque una broma y ella dirá "vaya". Dos y dirá "vaya". Tres y dirá "vaya….pero mucho a ch…. a su progenitora". Tampoco te vayas a pasar de la raya (aunque sea un solo comentario) diciéndole algo muy ofensivo (parece obvio pero mejor decirlo porque ¡de que los hay los hay!) La idea es solo que bromees lo suficiente para que no te veas muy urgido ni que parezca que la ves perfecta y tu vida no sería nada sin ella (porque eso te vuelve menos "reto" para ella y te vuelve menos interesante). Pero nada más.

Si no salieron bien las cosas, recuerda que *"para tener éxito con las mujeres (o en cualquier cosa en la vida) debes estar dispuesto a fracasar más de una vez"*. Solo debes mantenerte abierto a nuevas oportunidades. Inténtalo tanto como puedas. No te preocupes habrá chicas que te valoren más tarde. La chica indicada siempre llega después de la equivocada.

Si realizaste los pasos anteriores efectivamente has activado "su deseo" que era el objetivo de este capítulo. Busca signos de ello, pupilas dilatadas, pestañeo, jugueteo con su cabello y sonrisas, miradas sostenidas rubor o devolución del roce físico (que te tome la mano o el brazo). Ahora tu chica debería estar más receptiva y esperando que hagas algo de roce físico un poco más erótico. Hemos concluido la primera etapa.

Hazlas desearte aunque no puedas tocarlas

Después de mis primeras citas entre 2007 y 2008 me sentí liberado, corroboré que podía seguir mi vida sin mí ex y me sentí motivado a salir con otras personas.

Después de varias experiencias y registros a mi libreta, decidí averiguar si era posible ligar por internet. A pesar de que se hablaba mucho de los riesgos y de que uno no sabe quién está realmente del otro lado, decidí intentar. Me inscribí a una red social a través de la cual conecté con gente ya conocida pero también con gente nueva. A la par de esto, y casi por accidente, una amiga mía me conectó con 2 contactos de ella y un amigo con otra amiga de él. Supongo que internet si puede ser peligroso, pero cuando tus amigos te pueden dar referencia de alguien en el mundo real, es mucho más seguro. En cuanto a la gente nueva… bueno, a menudo me preguntaban si era yo un policía porque las interrogaba demasiado y pedía muchas fotos. Tu toma las precauciones que debas tomar, pero para mí internet fue una excelente manera de "abordar" chicas porque es menos personal y tienes tiempo de pensar bien tus respuestas antes de escribir. Por internet la introversión pasa desapercibida y para cuando conoces en persona a la chica ya tienes confianza como para platicar sin tanta pena.

Cuando uno establece contacto con chicas por internet, no se puede ejercer contacto físico. Esto puede ser desventajoso hasta que se conozcan en persona pero a mí me dio un nuevo conocimiento. *La plática y las bromas, tanto en internet como en la vida real, se parecen al contacto físico. Primero inocentes y cada vez les das un tinte sexual más franco; primero con indirectas y luego cada vez más directo*. Igual que el contacto físico, las conversaciones y tus bromas son más eróticas gradualmente. Si las recibe sin molestarse es muy bueno pero si además te las devuelve es excelente. Es una manera de inducir el "deseo por larga distancia".

Una de mis amigas de internet en Tepic me platicaba que sentía que se había reprimido demasiado durante su vida y como resultado no tenía muchas experiencias que le gustaría haber vivido. Me identifiqué bastante con ella. Lógicamente yo le comenté que yo había pasado exactamente por esa misma situación pero que recientemente me había "liberado". Eso se llama *técnica en espejo. Darle algo a la chica para identificarse contigo, genera mayor confianza y sensación de ser comprendida*. Claro que en este caso no sufrí mucho para generar ese vínculo de confianza, porque lo que yo le dije era real y el espejo era mutuo. La plática con ella era fácil porque podíamos hablar sin limitaciones de los dilemas del *id*, del *superego* y del *ego*. Frecuentemente bromeaba diciéndole que se tenía que "liberar". A menudo la incitaba a "pecar". Yo le hablaba de todo lo pecaminoso que su *superego* le impedía hacer y la provocaba diciéndole que eran cosas que seguramente no se animaría a llevar a cabo. Generalmente, si le dices a alguien que hay algo que no puede hacer, inconscientemente buscará la manera de demostrarte que sí puede. Pasaron un par de días y ella solita me dijo: "pues enséñeme a liberarme maestro". A partir de ahí las bromas fueron un poco más directas en cuanto a lo pecaminoso que haríamos JUNTOS; yo como su "maestro". Acordamos salir a pasear. Me aseguré de tener bebidas con alcohol y la llevé un mirador que no hacía mucho había conocido, esta vez como iniciativa mía (un ejemplo de porqué entre más sales, más fácil se vuelve y como uno aprende algo de sus errores). Una vez ahí hubo ocasión de besarnos y tener un poco de contacto. Aunque ese día no terminó en sexo marqué bastante avance para citas subsecuentes y es una muy buena anécdota para ilustrar como una manera de activar el deseo. Además ilustra como uno va haciendo la misma "rutina" perfeccionándola cada vez más.

Después de varios de estos eventos, motivado por pláticas con amigas del mundo de la psicología, incluí el aparato psíquico de Freud como parte de mi lista de conceptos básicos. Conforme fui saliendo con más gente se fueron nutriendo esos y otros conceptos de psicología que encuentro bastante útiles no solo en esto, sino en la vida en general.

Poco tiempo después, debido a que quería prepararme para hacer una especialidad, me inscribí a un curso en la ciudad de Guadalajara. No recuerdo si fue poco antes o poco después de estos eventos que una amiga me pasó un contacto a través de Messenger, Yadira. Nuevamente, al inicio las conversaciones eran light. Por principio (creo que es obvio) averigüé su información básica y perfil de personalidad, conforme platicábamos más había más bromas sin ninguna relación al sexo. Un día bromeábamos un poco sobre que las fotos que teníamos en el perfil no eran reales, que tal vez del otro lado había secuestradores o pervertidos. Terminamos activando la cámara web. Ella me presumió la colección de peluches que se veía sobre su cama al fondo de la recámara. Yo le pedí que me mostrara uno en particular (lo que quería era verla de cuerpo completo). Cuando volvió con el peluche le dije: "oye, me gustó que fueras por el peluche, ahora trae otro, ¿sí?". Ella pregunto cuál y yo le señalé uno. Ella hizo el ademán de levantarse y de pronto se sentó otra vez y comenzó a reír. Me dijo, aun riendo: "No, tú lo que quieres es verme a mí". Para mí la respuesta fue bastante positiva ya que se reía. Sonreí y le dije que me había descubierto. La cuestioné si le daba pena y por qué si su cuerpo era bonito. No recuerdo que respuestas me dio, lo que recuerdo es que sonreía cuando yo tocaba el tema. Después hubo intercambio de fotos de playa y conversaciones sobre su parte del cuerpo favorita, la parte de su cuerpo que no le gustaba, etc. Posteriormente acordamos que saldríamos cuando yo fuera a Tepic.

Unas semanas después fui a Tepic y la busqué pero el desarrollo de esas citas será tema de otros capítulos. Por el momento solo me resta hacer la observación de que te di ejemplos sobre activación del deseo pero sin contacto físico de por medio. Recuerda que si estás platicando en persona debes procurar tocar a la chava. Presta atención a ese hecho en las experiencias que compartiré en los capítulos subsecuentes, ya que no enfatizaré la fase del deseo pero sí la incluiré.

Capítulo 3

La Fase de la Excitación

Nuevamente debemos mantener en mente que estamos avanzando a través de las fases de la sexualidad. En el capítulo anterior desarrollamos el punto inicial, pero aún falta un tramo por recorrer.

Debes mantener en mente que no vas a llegar un día y simplemente comenzar a "excitar" a la chica. Debes pasar por la fase de deseo quizá varias veces antes de lograr llegar ahí. Tal vez el término más apropiado sería "mantener" o "estimular" el deseo, ya que de este depende que ella quiera ser excitada (o inconscientemente ya lo esté).

1. Fase de deseo
2. *Fase de Excitación*
3. Fase de meseta (pico excitatorio)
4. Fase de orgasmo
5. Fase de resolución.
6. Periodo refractario (en hombres)

Durante este capítulo nos enfocaremos a la segunda fase que es el periodo de excitación. Este periodo, a diferencia del anterior, podemos definirlo por algunos cambios físicos que ocurren tanto en el hombre como en la mujer. Mientras que en el hombre resulta fácil identificarlo por la erección peneana, en la mujer ocurren una serie de cambios que pueden resultar más difíciles de percibir pero si prestas atención estarán presentes.

Una vez iniciado el estímulo sexual (que puede ser directamente a los genitales, o a cualquier zona erógena) se presentaran cambios fisiológicos que preparan a la mujer para el coito. Estos cambios incluyen una mayor congestión sanguínea que facilita la lubricación de la vagina y la vulva a través de las glándulas de Skene. Esta lubricación tiene como objetivo facilitar la penetración. Tras el apropiado estimulo, la lubricación puede aparecer en un lapso que oscila entre 10 segundos y 1 minuto, o incluso rangos algo distintos en cada mujer.

Aunque la lubricación es muy importante para que el coito sea placentero no es el único cambio que debe ocurrir antes de que la mujer esté lista para el acto sexual. Ocurrirá también una congestión del periné (zona con forma de rombo que va desde el ano hasta el monte de venus), que incluye al clítoris, el cual es análogo a la erección peneana en el hombre. Es, sin embargo, más difícil notar dicha "erección" ya que el clítoris tiene una tamaño considerablemente menor al pene. El tamaño del glande del clítoris oscila entre 0.5 y 2 cm. El tamaño es solo un rango obtenido en distintos estudios que nada tiene que ver con el grado de satisfacción de la mujer.

Además de la congestión clitorina, el periné también incluye congestión de los labios vaginales. Los labios mayores se notarán algo hiperémicos (más rojizos) debido a la congestión sanguínea local. Junto con los mayores, los labios menores también se congestionarán y el clítoris quedará expuesto (generalmente los labios se unen en el monte de venus y ocultan al clítoris).

A la par con estos cambios la vagina aumenta de tamaño. La vagina generalmente tiene sus paredes en contacto, de manera que está cerrada. Durante el coito estas se abren creando una verdadera cavidad. Del mismo modo el útero sube un poco, lo que da a la vagina una mayor profundidad (la pared anterior de la vagina mide en promedio 10 cm y la pared posterior 13 cm). Durante estos cambios las paredes vaginales, que generalmente son tortuosas, se vuelven más lisas y húmedas por la lubricación.

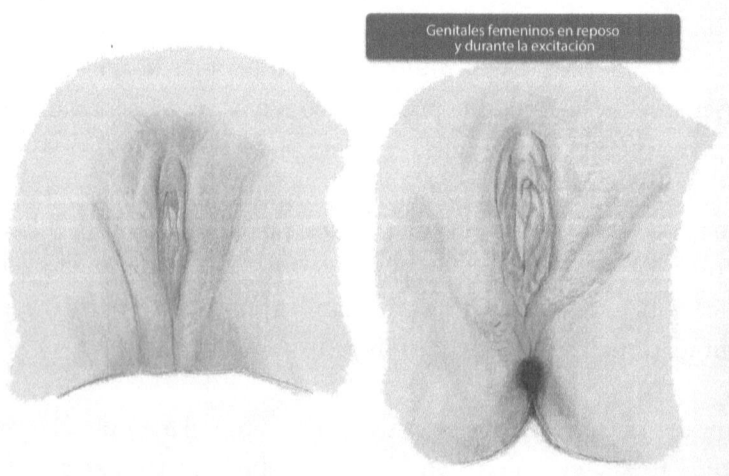

Genitales femeninos en reposo y durante la excitación

3.1 Genitales femeninos en reposo y durante la excitación

No solo el periné cursa con una congestión, si no que las mamas también cursan con cambios similares. La congestión sanguínea les afecta también. Los pezones sufren una clase de erección similar a lo que ocurre en el clítoris. Esta erección ocurre por la contracción de las fibras musculares alrededor de ellos. Las mamas en general aumentan de tamaño y las areolas se tornan más turgentes. Cabe aclarar que muchas veces se puede erectar primero un lado que el otro. También, en ocasiones puede haber erección a causa del frío o razones ajenas a la excitación.

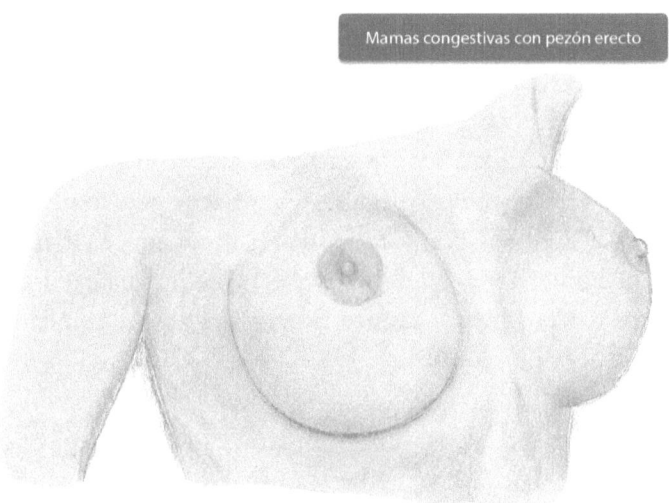

Mamas congestivas con pezón erecto

3.2 Mamas congestivas con pezón erecto

Otros cambios que ocurren aumento de la frecuencia cardiaca, la tensión arterial, aumento en la frecuencia respiratoria. Habrá periodos de contracción y relajación muscular voluntarios. El rostro es un buen indicador. Una mujer excitada (al igual que un hombre) tendrá los músculos faciales y la mandíbula relajados, lo que deja sus ojos entrecerrados, la frente sin gesto y la boca entre abierta. Se presentaran también "flushes". Estos consisten en oleadas de enrojecimiento en el área facial, los senos, abdomen, nalgas y genitales. Esto último ocurriendo en ¾ partes de las mujeres aproximadamente.

Bien, en todo esto consiste la fase de excitación desde el punto de vista médico. Pero ¿cómo harás para ocasionar todos estos cambios en ella si apenas estás logrando que te desee? Para ello hay otra serie de pasos:

1. Incremento del deseo
2. "Marcar avance" con un beso
3. Roce corporal en aumento/ erótico
4. Excitación e inicio del coito

1. Incremento del deseo

Pues bien, como ya se comentó antes durante toda la activación del deseo es importante hacer Contacto corporal. El roce físico es parte de la activación del deseo pero conforme avance la cita (o la relación) este debe incrementar de intensidad para hacer crecer el deseo y para pasar del deseo a la excitación. Por supuesto para hacer esto, a diferencia de la fase de deseo, necesitarás casi forzosamente tener un lugar más privado. Además, para comenzar a subir el tono de tu lenguaje corporal debe haber algunos marcadores de avance previos, por ejemplo ella debe estar devolviéndote el contacto físico.

Una actividad que te puede ayudar a lograr este propósito es invitarla a algún lado donde puedan caminar y quizá ir viendo lugares, aparadores, etc. Ya que solo van la chica y tú, puedes decir algo como: "¡que no digan que mi madre crió un orangután sin educación!" a la vez que ofreces tu brazo para que ella lo tome al "estilo francés", así caminarás llevándola del brazo. Durante la misma actividad debes buscar tomar su mano. En algún momento que vayas pasando frente a un aparador de ropa, o si estas en el zoológico frente a la jaula de algún animal, desvía tu camino hacia ese aparador, jaula, etc., pero exclama "¡mira!" y jálala (tomándola de la mano, por supuesto) hacia donde tu caminas. Nótese que nunca dijiste "dame tu mano" o "dame tu brazo", es lenguaje corporal. Es frecuente, si logras activar su deseo que sea ella después quien tome tu brazo o tu mano sin que tú lo pidas.

No solo puedes pasear a pie en los parques. Si tu carro es automático tener la mano derecha libre es algo de tomar provecho, mientras platicas debes ver al frente así que lo más accesible para hacer contacto es su pierna y rodilla. En México tenemos una frase que es "platicar de bulto". Aquí aplica perfectamente. Es como cuando tocas a alguien en la espalda para que dirija su mirada a ti, pero aquí es su pierna. Procura que tu mano dure en su pierna cada vez más segundos conforme veas que ella lo permite. Puede ser que en algún momento ella cuestione tu mano en su pierna, si no se ve enojada ni te preocupes, es un mecanismo de defensa pasajero. Sigue un poco el juego y dile que no tenías mala intención y cuestiónala si de verdad la hiciste sentir muy incómoda. Retira la mano en ese momento pero posteriormente haz de cuenta que no se dijo nada al respecto. Si vuelve a mencionar algo ríete y dile que lo haces de forma inconsciente.

Hasta este punto el contacto es relativamente suave aún, pero tomarla del brazo o la mano es un gran logro porque predispone el ambiente para "marcar un avance" con un beso y posiblemente más que eso. Para esto deberás llevarla a un lugar menos público y donde se sienta segura. Aquí es donde resulta útil la información que te dio durante la fase de deseo porque sabrás si su horario de trabajo u otras actividades te permite tiempo suficiente, si vive sola y su apartamento es una opción, si debes llevarla a casa a cierta hora para no molestar a sus padres, etc.

2. *"Marcar avance" con un beso*

Una vez que estén en el lugar de tu elección debes mantener el contacto corporal pero sin hacer contacto erótico. Hay un candado que debes abrir antes de llegar a ese punto. Y el candado es un beso. Solo después de que la hayas besado deberás intentar algo más profundo. Por eso es importante estar en un lugar donde ella pueda estar más relajada; también ayuda si durante la cena tomaron un poco de vino, eso relaja un poco. Si ella lo acepta, debes tener alcohol a la mano para mantener el ambiente relajado. La cerveza, por cuestiones de costo, es una excelente opción si a ella le gusta.

Hay diversos caminos para llegar al beso, pero tú deberás provocar el acercamiento siempre. Si le gustas, ella puede darte indirectas o incluso tomar actitudes seductoras o predisponentes (lenguaje corporal cap. 1), pero tú deberás culminar con la acción. El uso de juegos como verdad y atrevimiento o la botella pueden ayudar. Si optas por esta opción, asegúrate de que ella tenga el primer turno para facilitar que acceda (esto último según los PUAs). Una vez comenzando no hagas preguntas o impongas castigos fuertes. Al principio ve por algo suave y gradualmente ve incrementando el tono (TODO es gradual). Si esta opción marcha bien es tan simple como imponer un beso como castigo. Una vez que lo logres muéstrate sorprendido o muy satisfecho del beso recibido y acércate por otro beso, esta vez sin que sea parte del "castigo".

Otra manera es simplemente, una vez a solas, mantener el "roce" ocasional, mantenerte cerca de ella y, hacer contacto ocular cada vez un poco más sostenido. Es probable que ella te dé señales de atracción sosteniéndote la mirada, parpadeando más a menudo, sonrojándose y jugando con su cabello, etc. En un momento de comodidad y risa, acerca tu cara hacia la de ella, y de manera casual sostén contacto ocular unos segundos más. Se cuidadoso con su lenguaje corporal. Si ella quiere besarte NO se alejara o lo hará poco, pero mantendrá contacto contigo. Si se aleja un poco o te cuesta ir directo a los labios besa su mejilla primero, esto es más difícil de refutar y si lo hace puedes defenderte diciendo que fue un "inocente beso de amigos" y que fue algo espontaneo que no pudiste evitar. Pero no escuches mucho lo que ella "diga", observa su lenguaje corporal para saber si esta cómoda, a menos que diga claramente que te alejes o que te empuje lejos de ella abiertamente prosigue (si ella hace lo anterior es que verdaderamente no quiere seguir y debes respetarlo). Puedes repetir un par de besos en la mejilla (en ocasiones ella misma buscará que el beso aterrice en sus labios), cada vez más cerca de los labios, hasta que llegues a los mismos, **pero lo ideal es que vayas directo a los labios**. Para que consideremos el beso como un ***"marcador de avance" adecuado***, lo ideal es que sea estilo francés (aunque es el primero y es importante que sea suave, "no saques el cobre"). Aquí resulta adecuado enfatizar que "Hitch" no es mi favorito en esta cuestión. Ve el 100% del camino hasta los labios (no esperes que ella se acerque ni un poco), solo hazlo lentamente para que te dé tiempo de analizar su respuesta corporal. Si no hay indicios de rechazo llega hasta los labios.

Si estabas en un parque o algún lugar solitario pero público deberás irte a un lugar donde hacer el resto del trabajo. Aunque lo ideal es que hayas estado en un lugar privado desde el inicio, a veces resulta más fácil que la chica acceda más a ir a un lugar público (recuerda que les preocupa mostrarse "fáciles").

Si en esta misma ocasión no puedes ir más lejos, llévala a su casa. Considera el beso como un buen avance. La próxima vez que la veas ya tendrás un buen tramo del camino recorrido; aunque tengas que reactivar las fases de deseo y excitación, te será más fácil.

3. *"Roce" en incremento/ erótico*

Si ya estás en un lugar privado y pasaste por las fases anteriores, el beso debe ser cada vez más pasional. Los primeros limítalos a besar su boca y con tu mano acaricia su nuca y/o su espalda alta muy suavemente. Conforme avances, esas caricias suaves se vuelven más intensas y más abajo en su espalda. Antes de poner tus manos donde seguramente estarás apresurado a hacerlo, mueve tus besos de la boca hacia las mejillas y avanza hacia el cuello. Mueve tus besos de boca a cuello (pasando besos durante el recorrido por la mejilla) y regresa a la boca nuevamente. Repite la acción del lado contrario. Si ella responde bien tal vez haga lo mismo por ti o sola te "presente" el cuello para que bajes tus besos a ese rumbo. Para este punto tu mano debe estar acariciando su abdomen y pasar de este a la espalda. Cada vez debe pasar más cerca de su pecho hasta que lo roces y posteriormente lo toques. Es probable que no te deje acariciar sus senos directamente de inmediato. "Retrocede" y continúa con los besos en su cuello, pasa de ser posible a sus lóbulos del oído. Después de un par de minutos vuelve a intentar los senos. Te llevará tal vez varios intentos. Pero si no te ha empujado o radicalmente dicho que te alejes es muy probable que lo logres. Ojo: si te dice "no por favor", o algo parecido, pero a la vez te deja seguir entonces vas bien. Sé un poco insistente (actúa deliberadamente) pero no la fuerces.

Durante este tiempo es importante que trates de no hablar demasiado. Lo que ocurre es una lucha entre su *ello (id)* y su *superyó* (ver capítulo 1). Si ella dice "no sé si sea correcto", "creo que vamos muy rápido", o cualquier cosa que se le parezca, no digas nada. Cualquier cosa que digas puede dar lugar a una charla que, si se extiende, hará que su estado de excitación sufra una regresión y el *superyó* (que le dice que no sea "fácil") termine dominando. En lugar de eso, regresa un par de pasos y vuelve a intentar. El *ello*, en este caso, representa su excitación, su deseo instintivo, y si tú sigues intentando (sin decir nada) su excitación crecerá y el *ello* dominará; por ende tu podrás avanzar. Antes de avanzar demasiado trata de acariciar sus senos pero suavemente y por debajo de su ropa.

Lo siguiente será pasar tu mano por su entrepierna. Nuevamente encontrarás un poco de renuencia. Es de esperarse, no te preocupes, es casi el último candado (el último es desvestirla). De manera similar a lo anterior tendrás que retroceder y volver a intentar tratando de no hablar demasiado, si la entre pierna es muy difícil, o si así lo prefieres acaricia antes sus glúteos. En esta ocasión, cada que retrocedas sigue acariciando sus senos y besa su cuello, luego el área de sus clavículas, baja por su esternón y luego trata de besar sus senos. Si no lo permite nuevamente retrocede y continúa de esta manera hasta que logres besar sus senos (incluido el pezón) y acceder a su entrepierna y genitales (por encima de su ropa aún).

Para cuando estés haciendo esto, la fase de excitación ya comenzó y pronto tendrás que iniciar el coito. Algunas mujeres quizá presenten demasiada resistencia y aunque te permitan caricias eróticas solo permitirán el sexo después de varias citas. Sea la primer cita o una subsecuente, si responde favorablemente lo que sigue es el coito propiamente.

4. *Excitación e inicio del coito*

Como usualmente pasan entre 30 y 60 segundos para que aparezca la lubricación vaginal, para este momento ya podrás darte cuenta si esta se encuentra presente, pero no lo sabrás a menos que introduzcas tu mano debajo de su ropa interior. Si aún no está lubricada sigue estimulando. Es difícil que notes los demás cambios o solo los notaras levemente así que la lubricación es tu pie para quitarle la falda (pantalones, short o lo que traiga puesto). Para cuando lo intentes, además de la lubricación, debe haber cambios en su respiración, debe estar devolviéndote el contacto físico y los candados del paso anterior deben estar abiertos. Hazlo sin pedir permiso, solo quita la ropa. Si hay resistencia, ya sabes que hacer. Retrocede y vuelve a intentar, aunque en este punto es mucho menos probable que haya resistencia aún.

No la penetres inmediatamente. Sigue tocándola suavemente, besa su abdomen, sus ingles. Es probable que ella prefiera que no le hagas sexo oral por esta ocasión. Es común que la chica sienta pena la primera vez. De cualquier modo, estimula su clítoris suavemente. Siente si esta húmeda cada cuando y gradualmente introduce tus dedos (índice o medio funcionan generalmente). Después de introducir un poco los dedos (solo la punta) vuelve al clítoris, luego regresa al introito vaginal e introduce los dedos un poco más, nuevamente el clítoris y así.

Durante este tiempo sigue besándola, no solo en sus zonas erógenas pero en todo su cuerpo, esto incluye que vuelvas a los labios. La mayoría olvidan los labios una vez que encontraron el clítoris y se enfocan a éste y los pezones como abeja a la miel. Pero tú no eres "la mayoría". Una buena técnica es seguir trayectos en círculos pero girar en ocasiones como las manecillas del reloj y otras al revés, de esta manera ella no sabrá hacia dónde vas después. La expectativa puede incrementar su excitación. Recuerda que si no hay adecuada lubricación la penetración es más difícil. Si no logras penetrar de inmediato o la lastimas un poco puedes darle tiempo y motivos para que se retracte así que intenta penetrar hasta que esté bien lubricada. Las mujeres requieren mayor **juego previo al sexo** así que extiéndete lo más que puedas.

El incremento de la excitación depende de un estímulo adecuado. Lo que resulte adecuado para cada mujer puede ser variable y hay que prestar atención a lo que le guste a cada una. Cada mujer es diferente pero hay tips que pueden funcionar de manera general. De cualquier modo experimentar y buscar lo que excite más a cada una puede ser divertido.

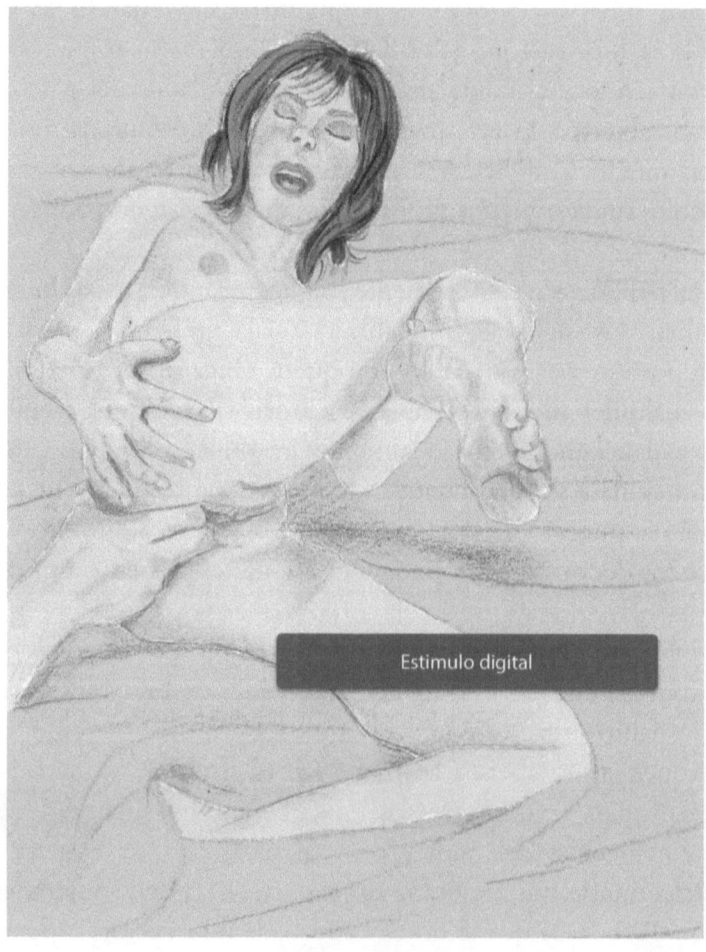

3.3 Estimulo digital

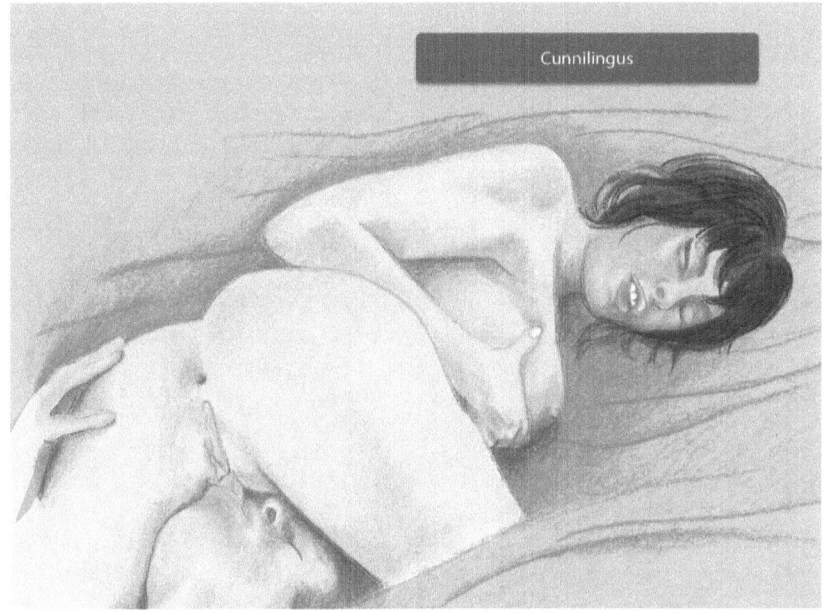

3.4 Cunnilingus

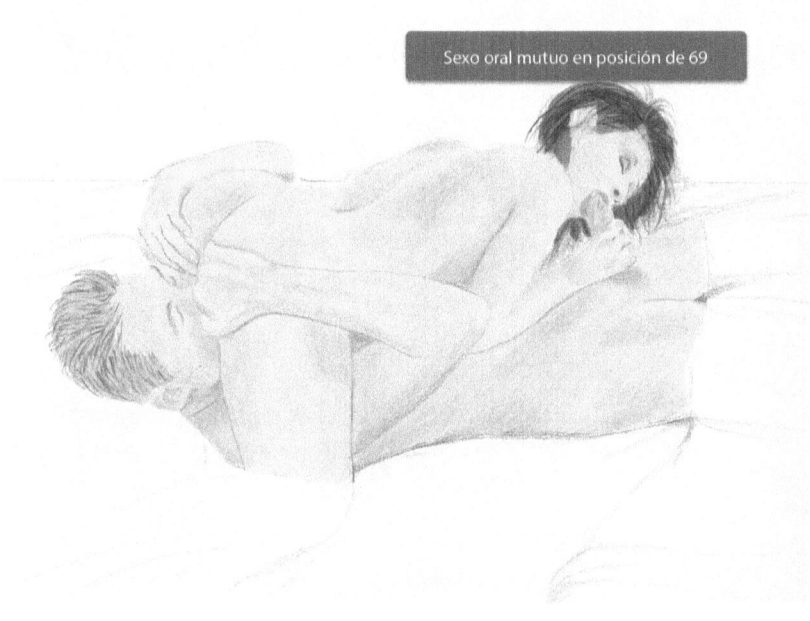

3.5 Sexo oral mutuo en posicion de 69

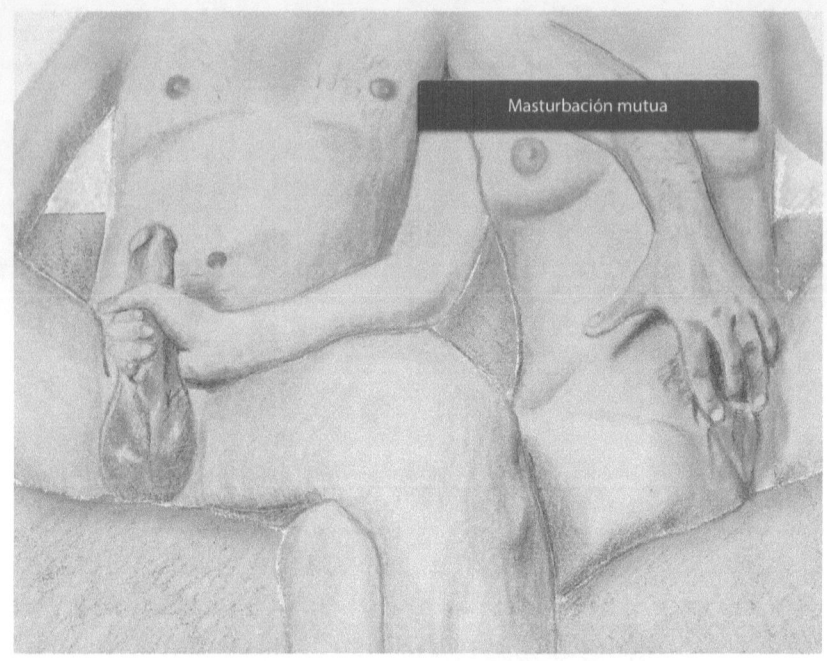

3.6 Masturbación mutua.

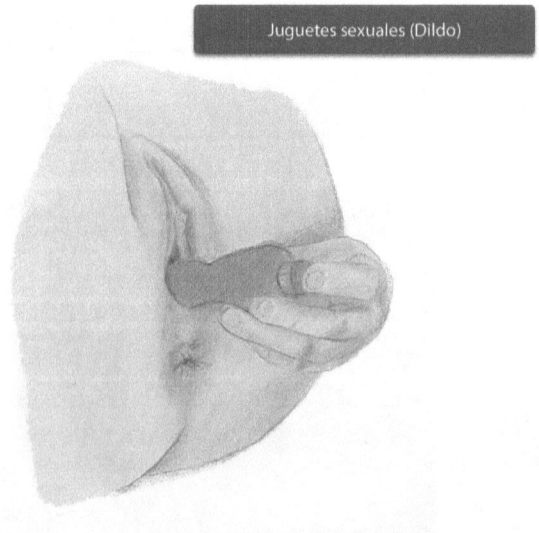

3.7 Juguetes sexuales (Dildo)

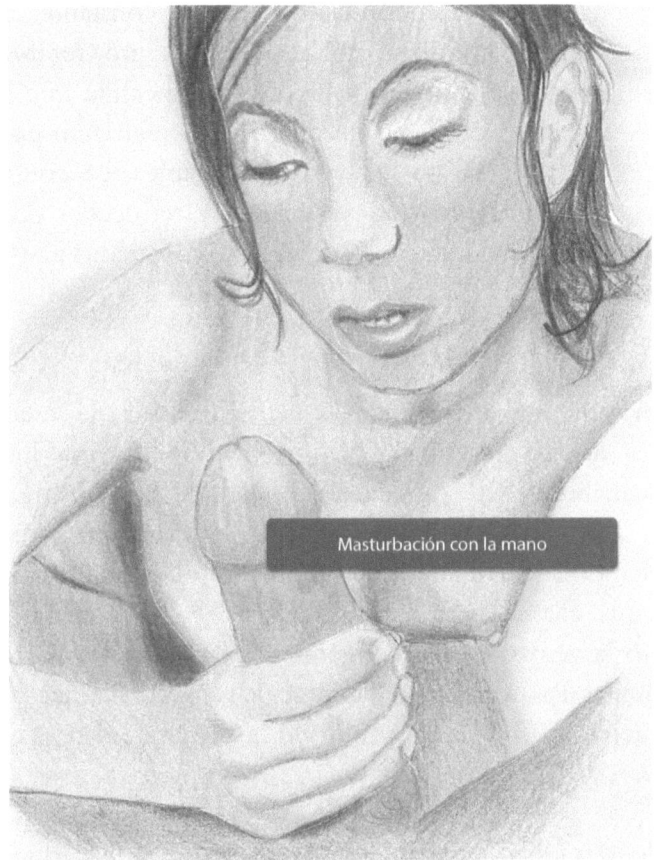

3.8 Masturbación con la mano.

Excítala hasta que la penetración le sea urgente

Marcar avance con un beso es la frontera entre el deseo y la excitación. Desde el momento en que se quedan en silencio y besándose debes dedicarte a excitarla. La excitación, como todos los pasos, debe ser "in crescendo" y requiere algo de sutileza y paciencia.

Una vez que uno está besando a la chica se debe hablar lo menos posible y reanudar los besos y el roce físico cada vez más eróticos. Al escribir esas líneas, mi mente se satura de infinidad de recuerdos. La fase del deseo fue bastante variable de acuerdo a los temas de conversación que surgían con cada chava. Pero la excitación... la excitación, en mi experiencia, es demasiado constante, demasiado instintiva… y si de instintos hablamos, el instinto reproductivo es demasiado humano, casi incontrolable. Es una mechita que lleva hasta la pólvora y si das oportunidad de que una pequeña chispa inicie ese trance de excitación, esta se vuelve… ¡inevitable! ¿La constante? Esa lucha entre su *id* y su *superego*, ese avanzar y retroceder del contacto físico donde, ante su resistencia casi obligada, das medio paso para atrás y uno hacía adelante.

Mientras vivía en Guadalajara salía con Yadira (la amiga que me presentaron por internet). Tenía la particularidad de estar siempre sonriendo y hablar pocas cosas en serio. Su afición por los deportes nutrió sus atributos. Me causaba un estado de buen humor y pensé seriamente que me estabilizaría, aunque llevaba pocos meses dando rienda suelta a mi recién adquirida libertad. Nunca tuvimos el título de novios porque ella siempre hablaba de que se iría a viviral extranjero pronto, pero la verdad es que congeniamos en varias formas y la sexual era espectacular. Pasaron un par de meses y yo ignoraba que mi periodo de mayor actividad, incluso cayendo en la promiscuidad, apenas estaba por venir…

Cuando a Yadira le llegó la hora de irse yo le propuse que se quedara pero ella ya lo tenía decidido. Cuando ella partió yo creí que caería en depresión como había ocurrido con mi ex pero ocurrió algo muy distinto. Esa parte de mí que quería seguir experimentando decidió que Yadira fuera alguien quien recordaría con gusto y con una sonrisa pero que no me detendría para continuar libremente. Confieso que después de su partida enloquecí. Comencé a salir con varias mujeres, en ocasiones de manera simultánea. Partidas dobles y hasta triples. Estoy perfectamente consciente de que hay gente que vive para seducir mujeres. Es su modo de vida. Para ellos partidas triples puede no ser significante. Pero para mí era exceder un límite y entrar al mundo de la promiscuidad (para la OMS promiscuidad es tener más de 2 parejas sexuales en un periodo de 6 meses) experimentando un par de parafilias, sexo con más de una chica el mismo día y un trío en el trayecto.

Pronto comencé a habituarme tanto al método que se volvió una parte de mi personalidad y rara vez consultaba mi libreta, aunque agregaba datos de vez en cuando o solo discutía al respecto con mi amigo. Conocía mujeres por diversos medios. Por internet, por casualidad o por medio de terceros. Tenía un amigo con quien compartía parranda muy a menudo. Si él tenía una amiga, su amiga invitaba otra amiga para mí. Si yo tenía la amiga, mi amiga invitaba a alguien más para él, a veces él salía con ellas y pasadas unas semanas lo hacía yo y viceversa. Se perdieron muchos límites y lo único que quedaba era cuidarse lo más que fuera posible de un embarazo o una ETS.

Entre todos esos casos hay infinidad de ejemplos para ilustrar la fase de excitación, sin embargo he escogido uno de los más ilustrativos de entre aquellos en los que logré recorrer el método completo el mismo día que las conocí, o bien en la primera cita.

Alma era una compañera en un empleo provisional que tuve un poco antes de iniciar la residencia en cirugía general. Intercambiamos correos y teléfonos como buenos compañeros de trabajo.

Un día, después de consultar a un paciente, puse música en mi computadora. Pronto se hicieron notar algunas canciones románticas y pop de entre la lista. Ella bromeó diciendo que esa lista era indicio de algo. O bien, yo estaba muy dolido, o de plano era gay. Reí y le pregunté si quería averiguar cuál de las dos. Ella se rio y el duelo de argumentos sarcásticos se extendió un par de minutos. Las bromas con tintes sexuales ya eran un avance bien marcado para otras ocasiones.

Poco después de eso, un viernes por la noche, estaba en mi casa chateando por Messenger, una amiga que estaba de visita en la ciudad me invitó a un bar y estábamos poniéndonos de acuerdo para vernos. De pronto Alma apareció en el chat y me saludó. Me preguntó por mis planes de viernes por la noche y la invité conmigo al bar. Me ofrecí a pasar por ella (aunque sabía que ella tenía carro) para no tener problemas al momento de intentar quedarme a solas con ella. Estuvimos un rato en el bar, bebimos un par de cervezas y platicamos. Mientras estuvimos en el

bar procuré platicar con todos y no parecer muy centrado en Alma pero
me senté a un lado de ella. Durante este tiempo me aseguré de hablarle
constantemente cerca de su oído, aprovechando que el volumen de la
música estaba algo alto. Cada ocasión que me acercaba la tocaba por la
espalda, comencé por el medio y discretamente iba un centímetro más
abajo cada vez. Sin embargo era un lugar público por lo que mantuve
ciertos límites. Todo marchaba bien; había risas y bromas frecuentes.

   Cuando salimos del bar había más personas a quien llevar. Me
apresuré a llevar a los demás primero y al final, cuando nos quedamos
solo ella y yo, le dije que la noche era joven y ella se veía muy sobria
así que tendríamos que solucionar esa "triste" situación. Fuimos por
cerveza. Durante el trayecto aparecieron nuevamente algunas canciones
demasiado melosas y ella no dejó pasar la oportunidad para decirme que
si ya andaba dolido otra vez o bien, que saliera del closet. Me sonreí y
le dije en tono de broma que me dejara hacer las cosas a mi manera,
que me gustaba vivir libre, luego pregunté: "¿a ti no te gusta vivir en
libertad?". Comenzamos a hablar sobre las restricciones de la sociedad y
el tema continuó hacia la libertad sexual. Yo le dije que respetaba mucho
a la comunidad gay, pero que no compartía su gusto. Que me gustaban
mucho las mujeres, algunas flaquitas, otras no tanto, las chaparritas y
también las "grandotas". Ella se rio y me contestó: "Es verdad, yo por
eso soy ★pie plano". Me sorprendió un poco la frase ya que es común
que un hombre lo diga pero no tanto oírlo de una mujer, sin embargo
me dio la pauta de que toda iba bien.

   Todo el trayecto procuré tocar su pierna para llamar su atención
cada vez que le hablaba Me dirigí a las orillas de la ciudad donde tenía
un lugar en que podíamos estar a solas. Una vez ahí procuré enfocarme
más en ella, mirarla a los ojos de manera más sostenida de vez en cuando
y haciendo contacto corporal. Discutimos si ella era una enana o yo
un gigante y comparamos los tamaños de las manos, siendo las mías un
poco más grandes. Conforme platicamos y nos acercábamos más, fingí
estar más ebrio de lo real (y creo que ella hacía lo mismo), me recargue
en ella como si me fuera a quedar dormido y me quedé en silencio por
un momento. Ella procuró romper el silencio y me dijo: "¿Lo ves? No

tienes aguante". Yo volví mi mirada a sus ojos y le dije "tienes razón, soy débil, pero tú ¿por qué arrastras la lengua?" y me acerqué lentamente hasta que la besé. Ella correspondió el beso. A partir de ese momento procuré no hablar y enfocarme a acariciarla, primero sutilmente.

Cuando los besos se prolongaron un minuto, la tomé por la nuca con mi mano derecha y la izquierda a su costado. Sin dejar de besarla fui bajando mi mano derecha por su espalda de manera firme pero suave. Al llegar a su espalda baja, casi al inicio de su trasero pero sin tocar sus glúteos apreté un poco y metí mi mano por debajo de la blusa pero sin subir mucho todavía. Cuando corroboré que no había resistencia comencé a subir un poco la mano y la otra la moví hacia su mejilla y nuca. Giré un poco mi beso hacia su mejilla y fui avanzando hacia su cuello lentamente. Nuevamente no hubo resistencia así que bajé un poco más allá de su clavícula pero sin llegar a sus senos. Noté como su respiración se volvía más agitada y ella devolvió el gesto. Mientras ella besaba mi cuello, desabroché su sostén (por debajo de la blusa) y apreté un poco mi mano en su espalda. Cuando ella regresó a mis labios yo saqué la mano de su espalda y la dirigí hacia su cara pero en el trayecto me aseguré de que mi antebrazo rozara su seno. Nuevamente no hubo resistencia así que fui bajando mi mano por su hombro y luego la bajé hasta su abdomen. Esta vez el paso de mi mano sobre su seno fue más franco. Al ver que me lo permitió yo volví mi mano derecha sobre su pecho y comencé a acariciarlo al mismo tiempo que mis besos recorrían por el lado contrario su cuello y llegaban cada vez más abajo cerca de su pecho. Bajé su blusa y su sostén y besé sus senos. Su respiración fue más agitada y me tomó por la nuca manteniéndome cerca de sus senos para posteriormente alejarme (en ademán de luchar contra sí misma) y decirme con tono un poco "ebrio" que era yo un abusivo. Yo no dije nada pero me alejé de sus senos, la besé en los labios y empecé otra vez, esta vez avancé más rápido hasta besar nuevamente sus senos. Esta vez me desabotonó y comenzó a besar mi pecho y acariciarme por encima del pantalón. Yo traté de meter mi mano por debajo de su pantalón y me detuvo. Dejé mi mano afuera pero acaricié su entrepierna por encima del pantalón. Repitió un par de veces que era un abusivo pero no se alejó ni me detuvo por lo que yo proseguí. Intenté meter mi mano debajo de su pantalón y esta vez no hubo objeción. Me percaté de que ella estaba bastante excitada. Su respiración era rápida, estaba húmeda y me devolvía caricias demasiado eróticas. Desabroché su pantalón pero al intentar bajarlo me detuvo nuevamente. Sin pronunciar palabra volví mi atención a sus senos hasta que ella metió su mano debajo de mi pantalón. Retiré su blusa y su sostén primero y continué besándola y acariciándola. Posteriormente intenté retirar su pantalón. Nuevamente resistencia. Volví un par de veces hasta que al llegar al pantalón no hubo resistencia. Cuando estuvimos desnudos retrasé lo más posible la penetración (considerando que ellas necesitan más jugueteo que los hombres) hasta que ella dijo: "dame"…

Continué todo el año con esa racha de desenfreno y posteriormente, a inicios de 2008 llegó el inicio de mi residencia médica. Ahí comencé una etapa nueva en la que desaceleré mi desenfreno sexual, sin embargo sirvió para madurar otros aspectos de mi vida y pisar tierra nuevamente. Pasé por otras relaciones liberales, algunas fallas, otras con atinos, un reencuentro con mi ex y una relación un poco más seria a larga distancia. Todo eso contribuyó al desarrollo posterior de nuevas perspectivas y un nuevo enfoque en mis escritos… pero eso… es tema de otros capítulos… o mejor dicho, de otro libro.

Vale la pena hacer una pausa en este momento para resumir los pasos a seguir hasta este momento:

1. Inducir el deseo
  A. **Conocer** a la chica.
  B. Quedarte **a solas** con ella.
  C. Hacer programación **neurolingüística positiva**.
  D. **Inducir** el **deseo** sexual.

2. Excitarla.
  A. **Incrementar** su **deseo**
  B. Marcar avance con un **beso**
  C. **Roce** corporal en aumento/ **erótico**
  D. **Excitación** e inicio del coito

Capítulo 4

La fase de Meseta

La fase de meseta es una continuación directa de la fase de excitación. Es el mantenimiento de la misma en un punto estable antes de llegar al orgasmo.

1. Fase de deseo
2. Fase de Excitación
3. **Fase de meseta (pico excitatorio)**
4. Fase de orgasmo
5. Fase de resolución.
6. Periodo refractario (en hombres)

De manera similar al periodo de excitación pueden ocurrir cambios físicos. Se da un aumento marcado de la tensión sexual que se traduce en lo siguiente:

Periné

El periné es el área en forma de rombo que abarca desde el ano hasta el monte de venus y contiene todos los órganos que forman la vulva.

En la vagina se da una vasocongestión creciente que da como resultado que el tercio externo de la vagina disminuya un tercio de su diámetro (o poco más), y los dos tercios más internos de la vagina se inflaman hacia afuera lo que puede producir en la mujer un fuerte deseo de "ser llenada". Por el contrario, si la vasocongestión es demasiada, puede ocasionar algo de molestias. Además, si la fase de meseta se prolonga puede comenzar a disminuir la lubricación (SIN que este evento implique que la mujer ya no está excitada).

Los labios menores aumentan de tamaño unas 2 o 3 veces, el clítoris se vuelve más turgente (erecto), la apertura vaginal se hace más evidente y la coloración aumenta conforme la vasocongestión. Puede ir desde el rosado al rojo en nulíparas (mujeres que no han tenido hijos) y del rojo brillante al color vino en las mujeres que ya han tenido hijos. Este último dato es importante ya que Masters y Johnson informaron que nunca observaron a una mujer tener un orgasmo sin antes haber pasado por estos cambios de coloración.

Senos

Los senos también sufren de vasocongestión. También aumentan de tamaño en un 25 % aproximadamente (especialmente las nulíparas, que nunca han dado seno materno). Las areolas se inflaman, los pezones se erectan mas, ocurre el llamado "rubor del sexo" (en 2/3 partes de las mujeres). Este rubor (enrojecimiento) se aprecia en el pecho pero también en las nalgas e incluso el abdomen.

La tensión sexual se hace más perceptible en el tono de las nalgas y los muslos, la frecuencia cardiaca puede hacerse palpable y la respiración más acelerada.

Según Masters y Johnson es hasta después de estos cambios que la mujer se encuentra ***"realmente lista" para la cópula.*** Aunque, por un lado, así lo marquen Masters y Johnson, es poco práctico aferrarse a ver todos estos cambios antes de iniciar la penetración; además, si para esta fase la lubricación ha disminuido tampoco sería fácil hacerlo. Por otra parte, es buena idea retardar la penetración tanto como se pueda y tratar así de acercarla tanto como sea posible al orgasmo antes de penetrarla.

El punto a remarcar sería que la lubricación por sí misma no marca el momento ideal para la penetración. El cuerpo de la mujer señala la preparación para ello abriendo la vulva y exponiendo la apertura vaginal, siendo la conclusión que las mujeres necesitan de juego previo al sexo (excitación) por un tiempo lo más prolongado posible antes de la copula vaginal.

Resultaría arrogante tratar de guiar el coito con pautas y pasos como el resto del método. El acto sexual es algo muy personal y que solo tú puedes saber que estilo tienes. No hay mucho que comentar aquí, lo que cabría decirse sobre el acto sexual ya ha sido dicho en parte en el capítulo anterior, y como esta fase es una continuación de la fase de excitación es cuestión de mantener el estímulo hacia tu chica durante todo este periodo. La química y la forma en que lleven a cabo el sexo (o hagan el amor si es alguien muy especial para ti) ya es cuestión personal y ustedes tendrán que trabajar en conocerse el uno al otro y que le gusta a tu pareja. De igual forma la manera de llegar al orgasmo y la facilidad con que esto ocurra en la mujer es muy variable así que ella misma puede ser la mejor guía para esto.

Algunas sugerencias para experimentar

Actualmente los consejos sobre sexualidad y el acto sexual mismo aparecen hasta en las promociones del cereal o te los da el tendero de la esquina si compras 3 o más chicles de "bolita". Depende de cada quien qué consejos considere útiles y cuales desechar. Una misma sugerencia puede resultar muy útil para una pareja determinada y ser un total fracaso en otra. En todo caso toda sugerencia puede ser tomada en cuenta para experimentar y conservar aquellas que agraden a tu pareja y a ti.

Recuerdo esos ayeres en que, no sé si era larva o ya era todo un renacuajo, me inquietaba que partes debía acariciar y cómo. ¡Cómo aclamé esas revistas de "men´s health"!, tan básicas, pero contenían aquellos "tips" que no encontré en "playboy". Aunque sinceramente creo haber disfrutado más la playboy al principio. Si aún eres una larva no te preocupes, siempre y cuando no termines transformándote en mariposa, siempre hay una esperanza.

Si te apetece comprar revistas con temas de sexualidad, adelante. A veces se puede rescatar algunas cosas útiles. Fue en una revista que leí, por primera vez, cuáles eran las zonas erógenas de una mujer, las cuales por cierto debes tener en mente y son las siguientes:

Manos

Muy fácil ignorar las manos como parte erógena femenina. Es un enorme error, como expliqué previamente, el roce erótico civilizado es gradual. Si quieres tener éxito esta es una de las partes erógenas más accesibles no tomada en cuenta precisamente porque no se le percibe como tal. ¡Toma ventaja de eso! Pero tampoco las olvides una vez que estés en fase de meseta.

Espalda

La espalda es un área de pocas terminaciones nerviosas. Que tan erógena puede ser depende de la pasión con que le toques. Pero tampoco es un área erógena obvia por lo que es de fácil acceso y permite un roce inicial no tan descarado que posteriormente puede ser más erótico. Entre más abajo en la espalda, más cínicas tus intensiones. Si casi te vas casi hasta los glúteos de primera instancia es más fácil que la asustes y se ponga a la defensiva. Sin embargo para esta fase TODA la espalda es tuya. Si ya entablaron el acto sexual el roce idealmente debería ser más pasional.

Labios

Son un área rica en terminaciones nerviosas. Igual que las anteriores fácil de olvidar una vez que entablas el coito. Procura recordarlos de vez en cuando. En general las mujeres agradecen que prestes atención a unas cuantas zonas más que al clítoris solo.

Cuello

Es útil acariciar el cuello, especialmente por la nuca, para incrementar el deseo e iniciar la excitación. Durante el coito no hay mucho que agregar de este, solo ten cuidado con los "chupetones". Es un área muy susceptible a esto. Ahora que si de plano ya traes el cuello como perro dálmata por tanto "moretito" puedes decir que te dio dengue hemorrágico y a penas te recuperas.

Complejo areola-pezón

Esta es de las obvias. Junto con la glándula mamaria son como la miel para la abeja. La buscas por simple instinto. Me limitaré a sugerir que no presiones muy fuerte. Sé que se te antoja oprimirlas cual naranja que has de exprimir pero por lo común las mujeres se quejan de eso. Sé gentil. Además, por poco lógico que parezca, para algunas mujeres es un punto que sí incrementa bastante su excitación pero para otras es menos intenso. Personaliza.

Ombligo

Tomaré este como referencia a un tip que recuerdo se comentaba en algún número de tantos "men´s health". Está a medio camino entre los pezones y el clítoris. Toma esto como pretexto para besar todo el trayecto, pero no vayas en línea recta. Juguetea con los besos en zigzag para generar expectativa y volver menos predecible lo que harás. Lo mismo aplica del ombligo hacia abajo.

Glúteos e ingles

Son áreas muy próximas a la vulva. Acariciarlas le producirá una sensación de "inminencia" sexual pero que le permite un mínimo espacio de fantasía. "Casi" empieza el roce auténticamente sexual pero aún no lo haces. Esto puede incrementar su deseo-excitación por lo que puede ser buena idea jugar un poco por esa área antes de llegar a la meta.

Clítoris

Le damos todo el enfoque al clítoris aunque toda la vulva en sí posee propiedades erógenas. Sin embargo es el clítoris el que posee más terminales nerviosas y el que, como estipulamos antes, interviene más directamente en el desarrollo ulterior del orgasmo.

Pies

Un área, como las manos, no tan obvia pero que puede ser abordada de manera erógena. Sobre todo los dedos. De estos, algunos le dan prioridad al primer ortejo (que viene siendo "el dedo gordo del pie" para los cuates).

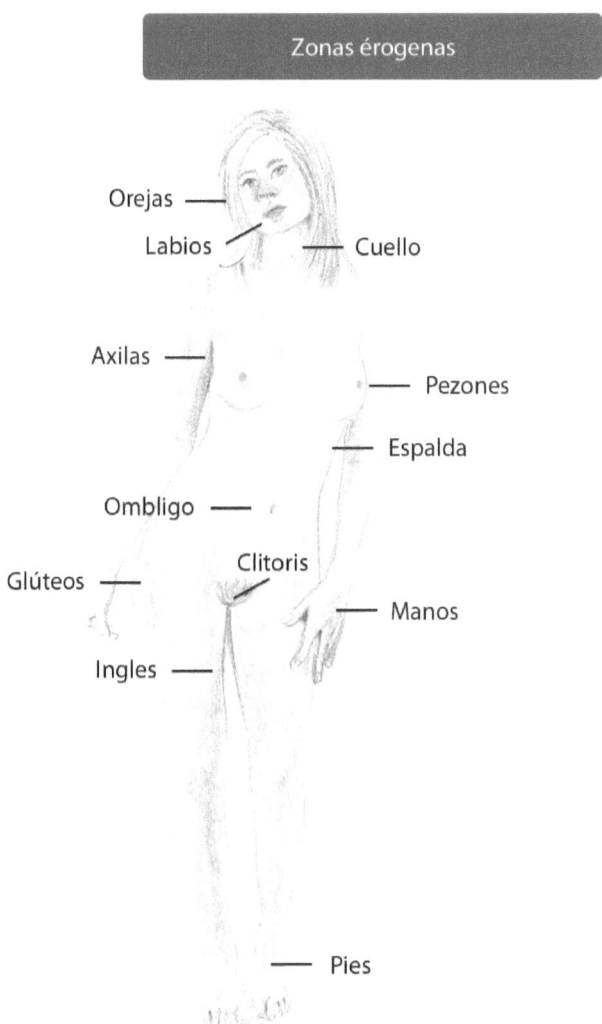

4.0 Zonas erógenas

Experimenta el Kama Sutra

Vatsyayana, religioso y escritor de la india, es a quién se atribuye dicho texto. Es falsa la creencia de que Kama Sutra se refiere exclusivamente a las posiciones sexuales. En realidad, en su obra,

Vatsyayana aborda de manera más general una serie de reglas para vivir en sociedad de manera virtuosa. El discute el dharma (virtud o mérito religioso), el artha (riqueza material) y el Kama (placer sexual). Kama Sutra se puede traducir como "el arte de amar" y el texto original va más allá de las posiciones sexuales, describe como debe ser la relación entre hombre y mujer y de un hombre hacia otras mujeres que pueden ser sus amigas y también hacia las mujeres de otros hombres. Por fortuna hoy no tengo ganas de aburrirte mucho así que, una vez aclarado el punto, ahondaré un poco más en los aspectos sexuales.

Vatsyayana describe distintos tipos de unión sexual de acuerdo a las características sexuales de cada hombre y mujer. Divide al hombre, según el tamaño de su pene, en el hombre liebre, el hombre toro, y el hombre caballo. A la mujer también la clasifica de acuerdo al tamaño y profundidad de su vagina como mujer venada, mujer yegua, o mujer elefanta. Por lo tanto, según él, hay 3 uniones iguales entre hombres y mujeres de tamaños correspondientes y 6 uniones desiguales. Cuando en la unión sexual el hombre tiene mayor tamaño se habla de una unión alta y cuando la mujer tiene mayor tamaño se habla de una unión baja. De tal forma, el caballo y la venada formarían la unión más alta y el hombre liebre con una elefanta la unión más baja. Según Vatsyayana las mejores uniones son las iguales y las peores son las MÁS desiguales. El resto son compensatorias y de éstas las altas son mejores.

También considera 9 tipos de uniones de acuerdo a la pasión y el deseo carnal. Divide tal pasión en pequeña, media o intensa. Además, si se trata de un hombre o una mujer.

Por último, divide la unión de acuerdo al tiempo de cada amante (si llegan al orgasmo/eyaculación pronto o si tardan). Esto es importante, saber que cada persona tiene su periodo de excitación antes de llegar al orgasmo puede quitarte un peso de encima si tu pareja tarda y tú estabas pensando que todo es culpa tuya.

De manera clásica, cuando se habla de "Kama Sutra", la gente piensa solo en las posiciones sexuales. No es lo único que dicha obra involucra, pero por supuesto que lo tenemos en cuenta. Las posiciones son más de 60 y podemos mentalizarlas de manera más fácil si las dividimos en categorías:

1. Ambos acostados
    a. Él arriba
    b. Ella arriba

2. Ambos parados
3. Un acostado y un parado

No ahondaré en descripciones y agregaré solo algunos ejemplos gráficos pero te invito a investigar más al respecto. Por lo pronto, una imagen dice más que mil palabras. He aquí algunas imágenes que pretenden mostrar solo unos pocos ejemplos de lo más usual de las innumerables posiciones sexuales que puedes experimentar con tu pareja.

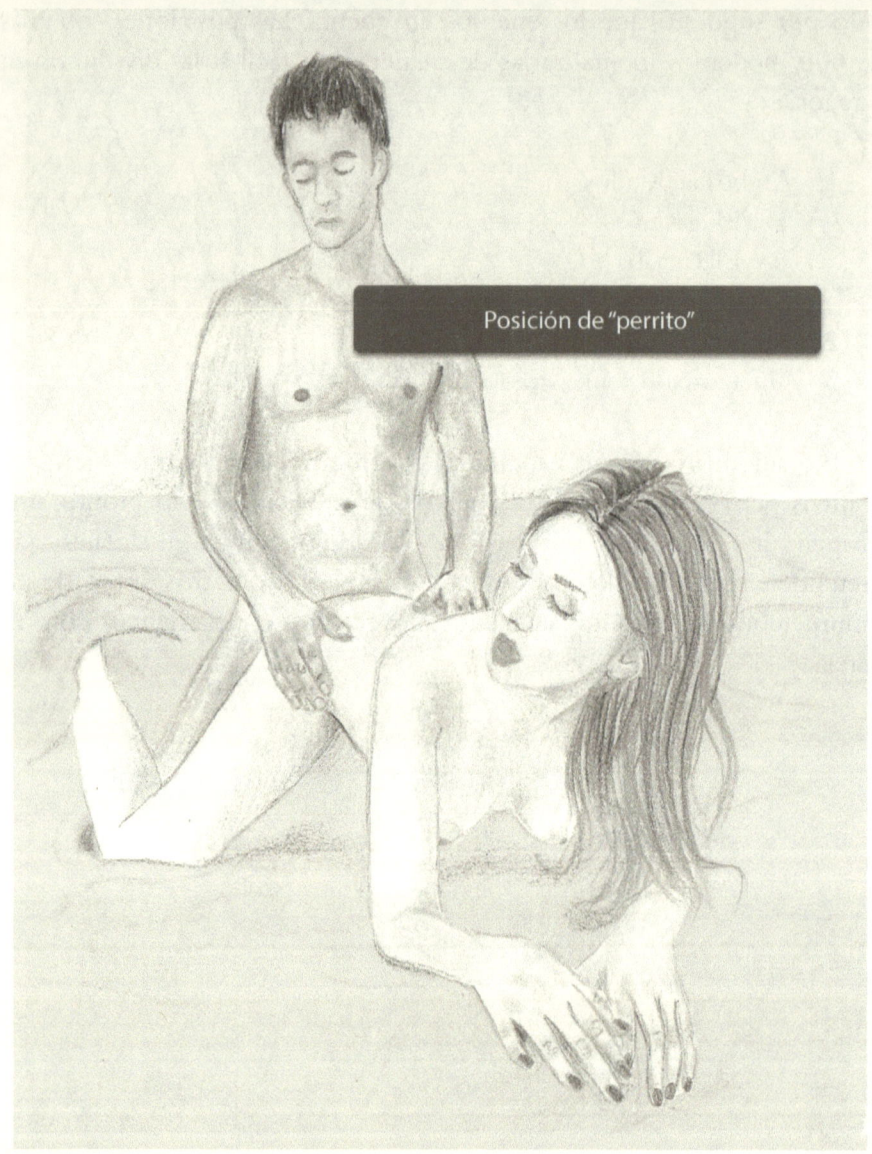

Posición de "perrito"

4.1 Posición de "perrito".

Te dá una vista excepcional de su trasero; eso y la velocidad y fuerza con que puedes penetrar en esta posición hacen sumamente fácil que eyacules. Para evitar una eyaculación muy temprana puedes tomarla de la cintura en vez de la cadera, eso le da mayor control a ella y a ti te quitará un poco de velocidad y fuerza en la penetración.

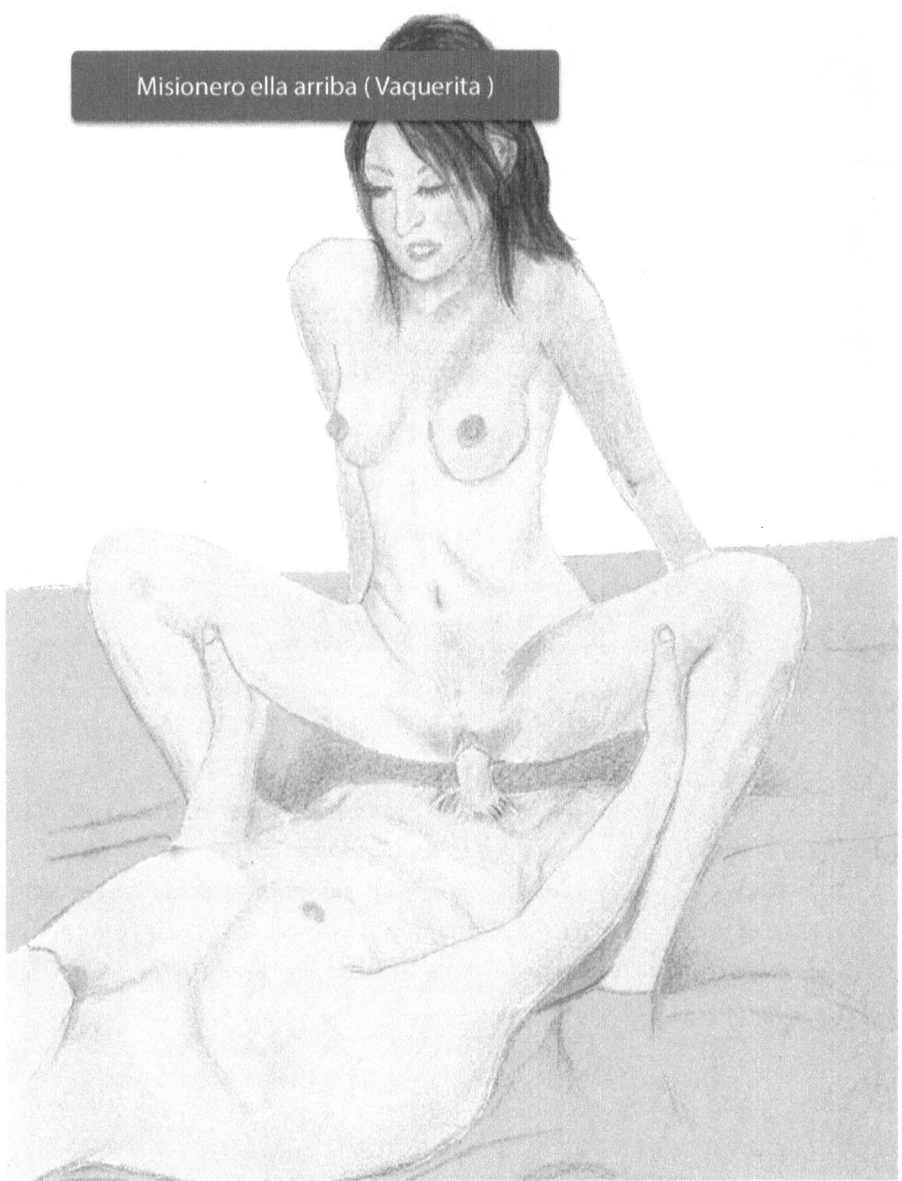

4.2 Misionero ella arriba ("vaquerita").

La principal ventaja de esta posición es que le da a ella el control, siendole más fácil encontrar el estímulo que la lleve al orgasmo. También es una buena opción si ella está embarazada (que no siempre es contraindicación para el sexo).

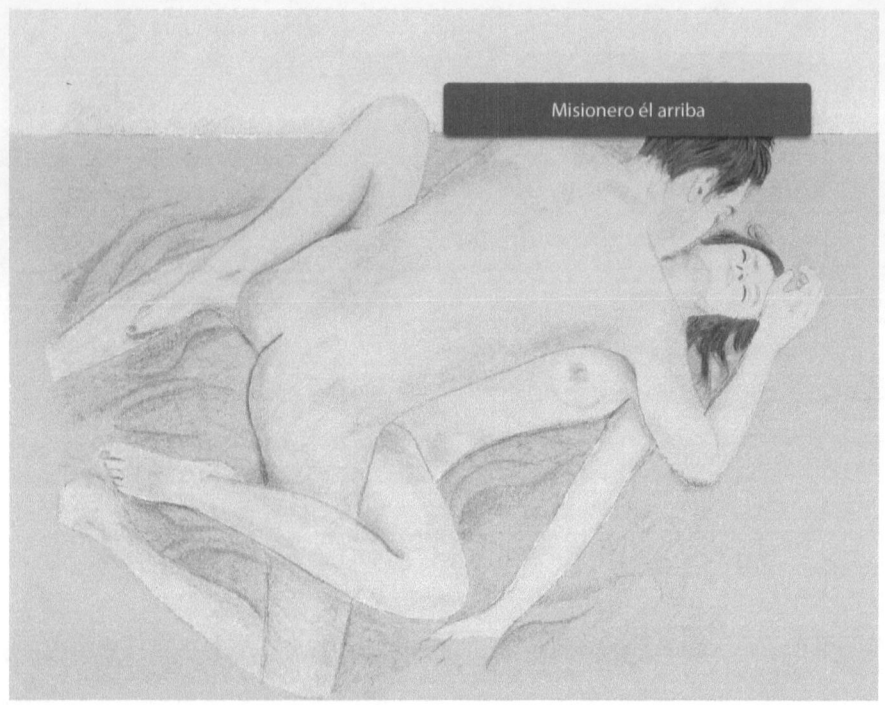

Misionero él arriba

4.3 Misionero él arriba

La más común de todas. Eso le puede hacer parecer aburrida pero es una buena posición para el juego sexual previo, además es la posición que más variantes puede adoptar (cruzando sus piernas sobre tu espalda, cambiando el grado de abertura, subiendo uno de sus tobillos a tu hombro, etc.). También permite contacto más intimo al permitirte abrazarla, besarla y verla a los ojos.

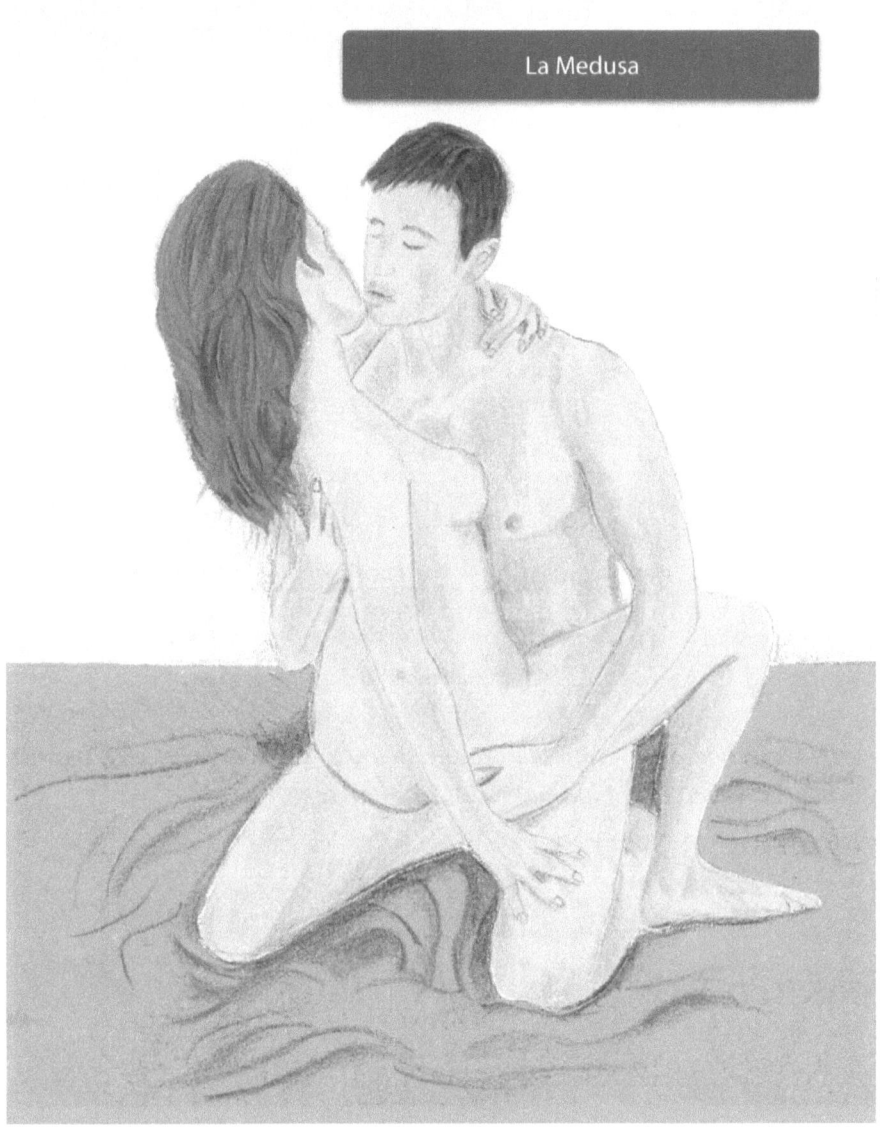

4.4 La Medusa.

Ideal para una penetración suave y sensual. Es una posición muy íntima ya que permite abrazarla, acariciarla, besarla y verle a los ojos. Sin embargo no es ideal para una penetración profunda.

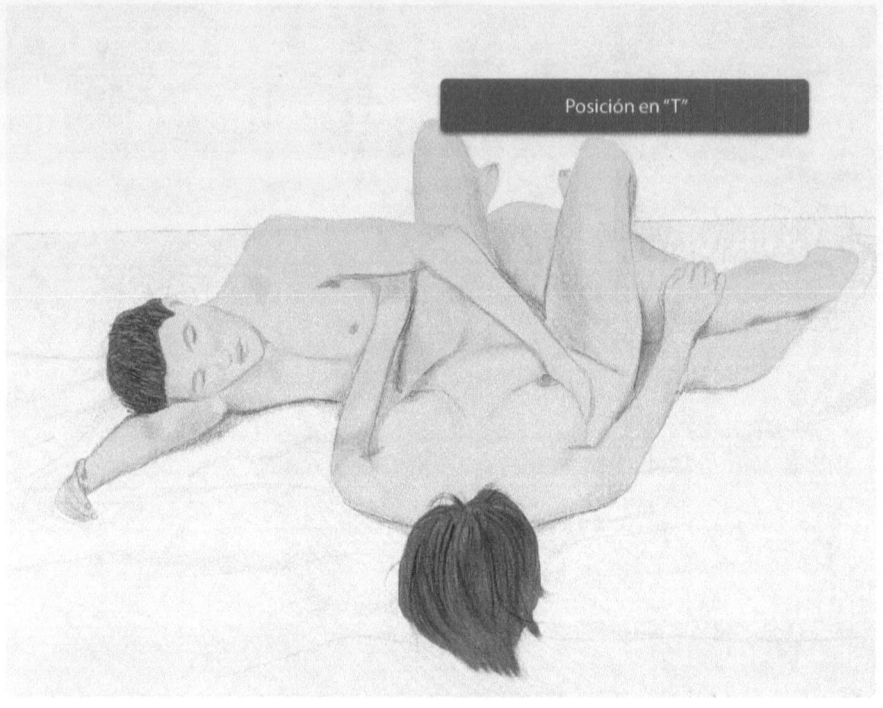

4.5 Posición en "T".

Penetración poco profunda. Retarda un poco el orgasmo. Te permite acariciarla. Ideal para "alargar" su sesión de sexo.

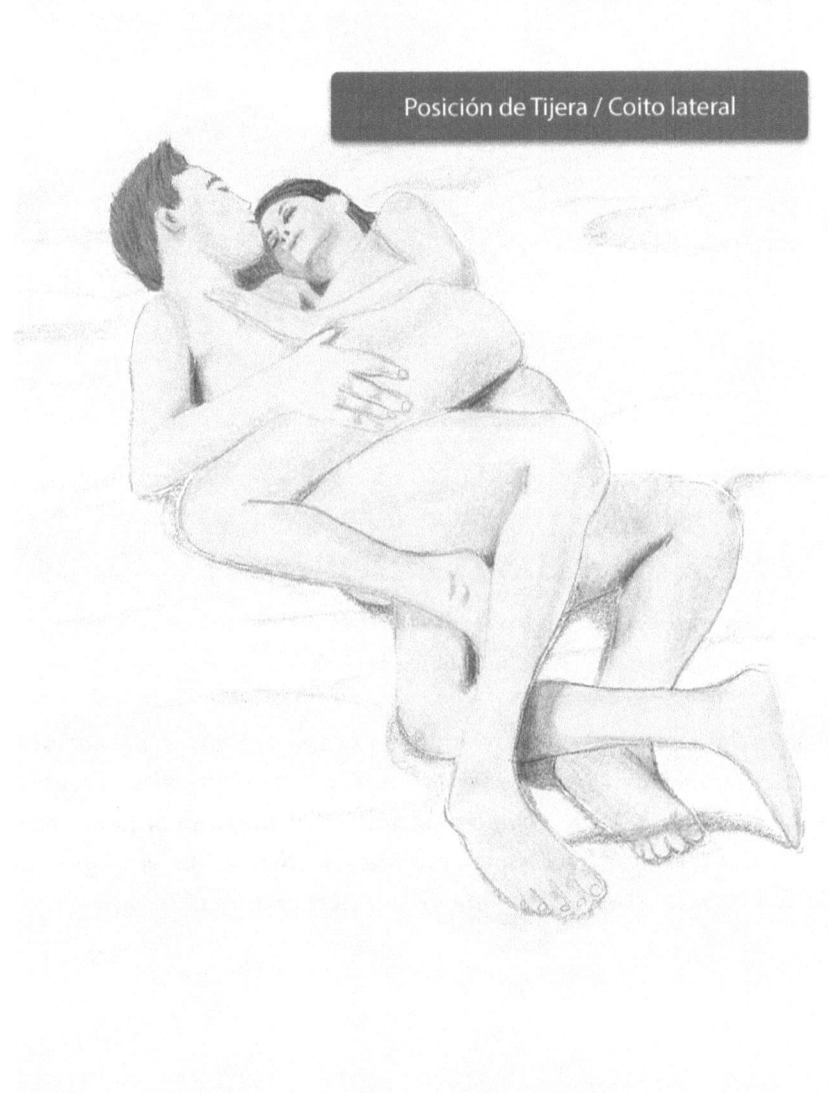

4.6 Posición de Tijera/ Coito lateral.

Tampoco permite una gran penetración por lo que es buena para retrasar un poco la eyaculación. A la vez te permite acariciarla y ella puede acariciarte también.

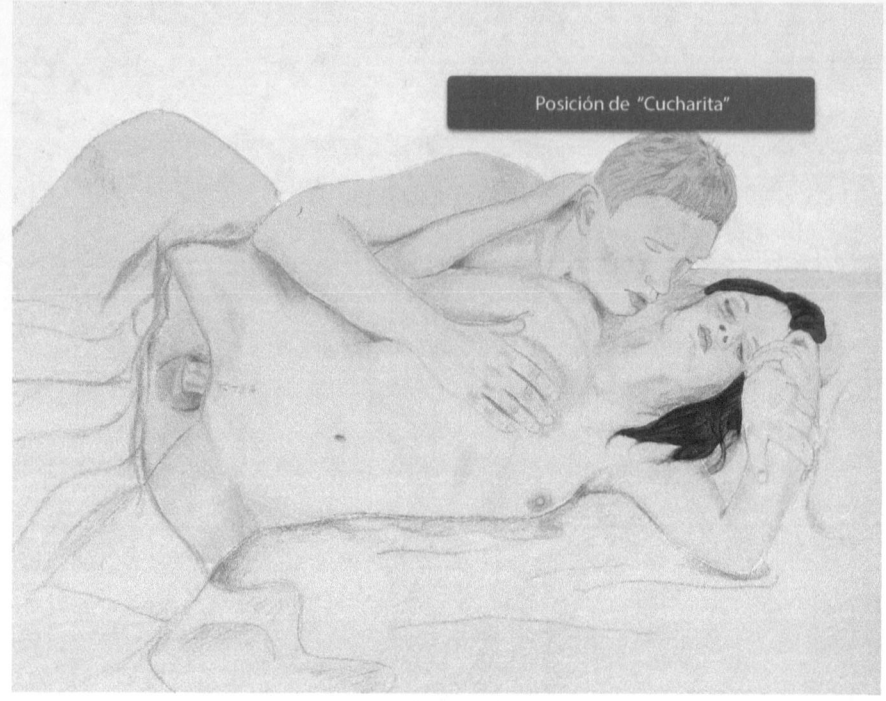

4.7 Posición de "cucharita".

Se le señala como una posición muy íntima. A pesar de no estar frente a frente, es muy cómoda para la mujer y a ti te permite abrazarla por detrás así como besarla. También puedes pasar tu mano al frente para acariciar su clítoris y sus genitales. Algunos sostienen que el angulo de penetración permite el roce del punto G con cierta facilidad.

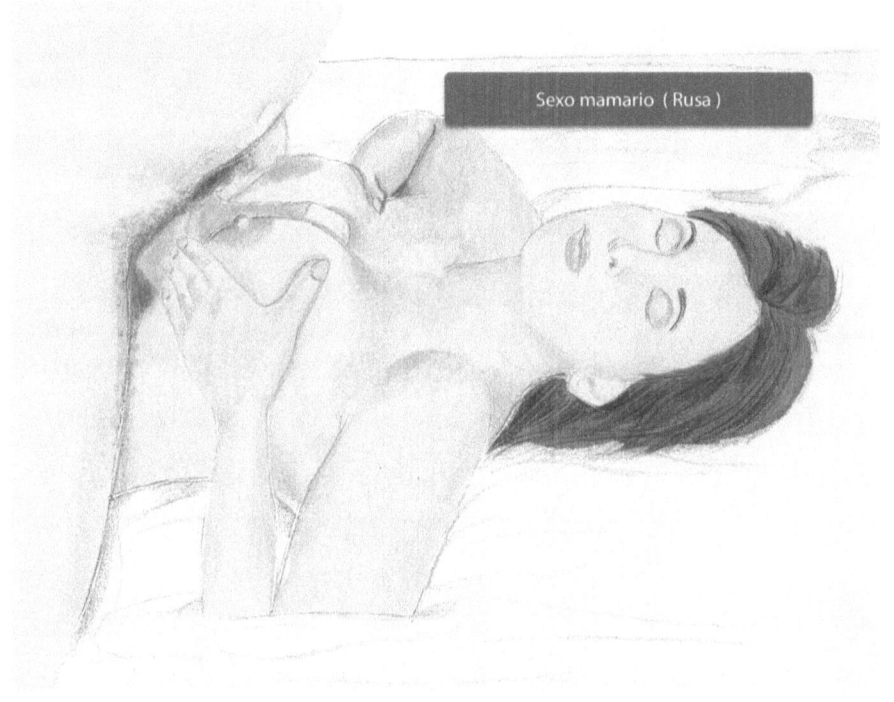

4.8 Sexo mamario ("Rusa").

Es una práctica alternativa. Disminuye el riesgo de algunas ETS y embarazo (pero recordar que el unico sexo 100% seguro es el que no se practica). De preferencia la mujer debe tener senos grandes para esta práctica. En algunos casos puede combinarse con felación (sexo oral).

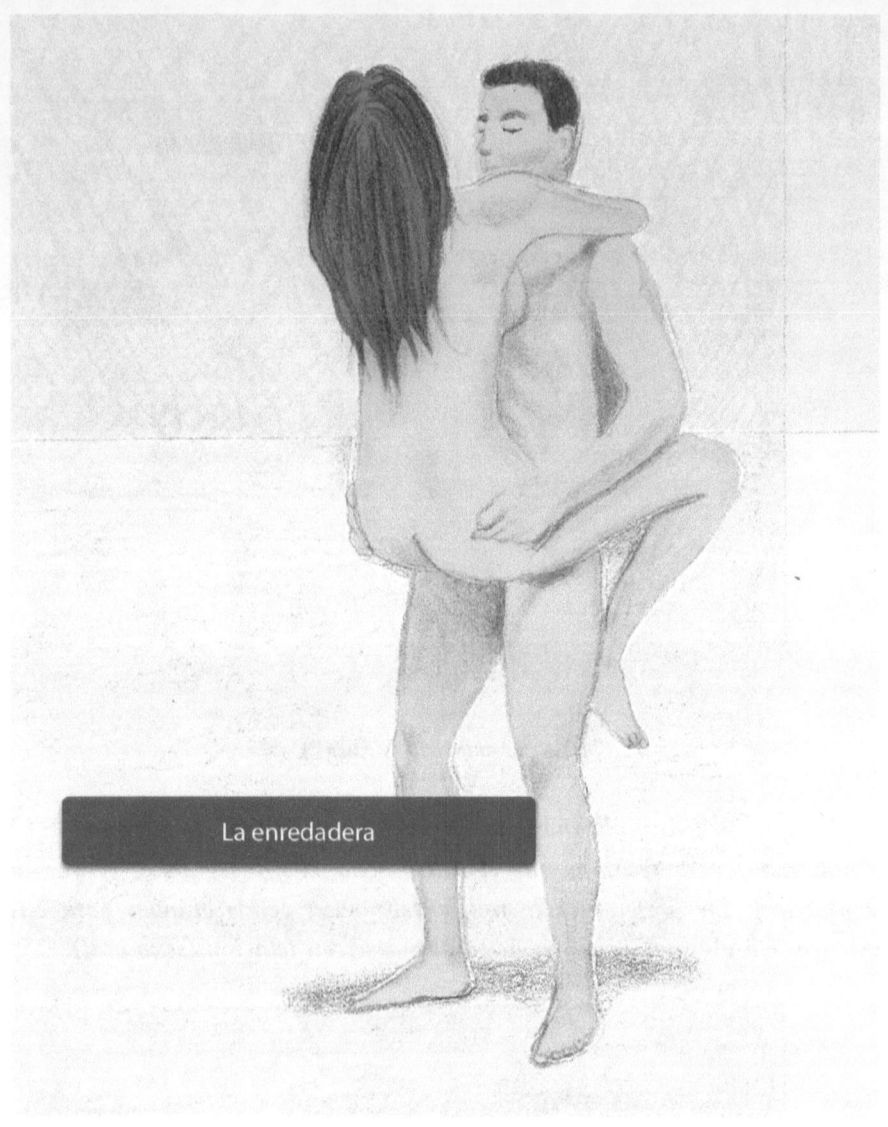

La enredadera

4.9 La enredadera

    Permite una penetración profunda. Requiere algo de fuerza de tu parte para mejores resultados y mayor libertad de movimiento. Los músculos más involucrados son bíceps, dorsal ancho y glúteos. Te sugiero hacer sentadillas con barra y desplantes, remo y curl de bíceps. Una ventaja adicional de esta postura es que permite los besos y el contacto visual, volviéndose más íntima.

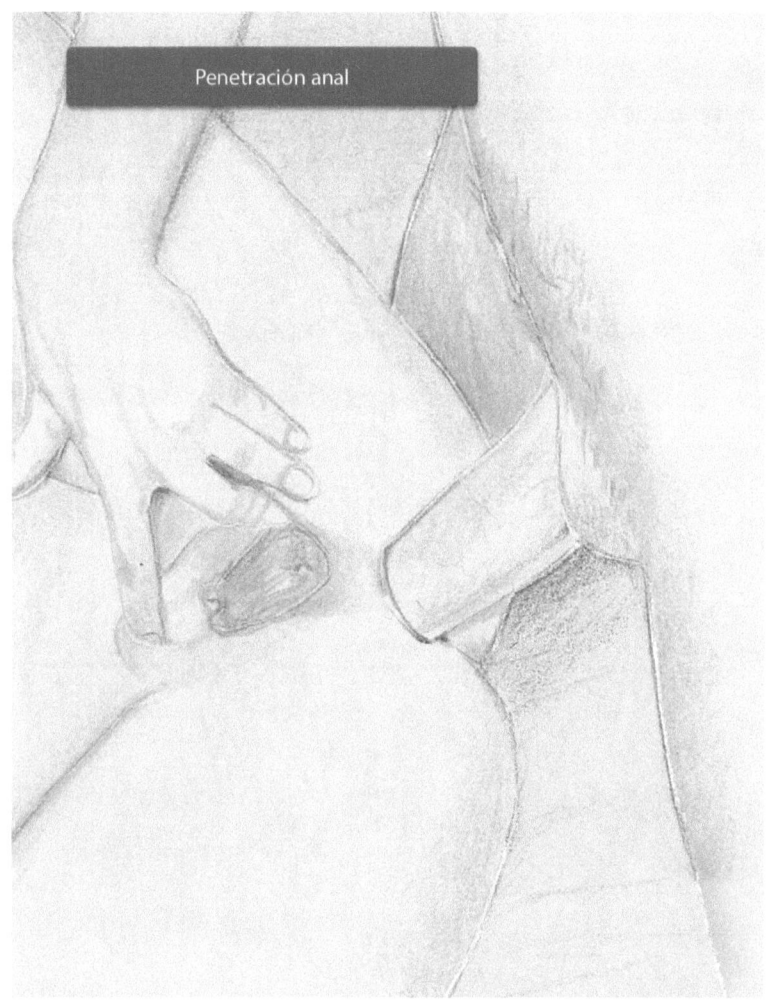

4.10 Penetración anal.

Aún un tabú para muchos, algo cotidiano para pocos. El esfínter anal ejerce mayor presión sobre el pene, lo cual puede ser sumamente placentero para el hombre. Pero también puede dificultar la penetracipon y lastimar a la mujer. Por eso debe ser consentido y debe estar relajada. Hay muchas terminales nerviosas en el ano y hacia adentro, la pared del recto y vagina están muy juntas, por lo que para ella también puede haber placer. No permite el embarazo pero si la transmisión de ETS así como un riesgo más elevado de adquirir el VIH (sobre todo el receptor). Además si no agregas buena lubricación puedes generar fisuras y a partir de estas otros problemas anorrectales.

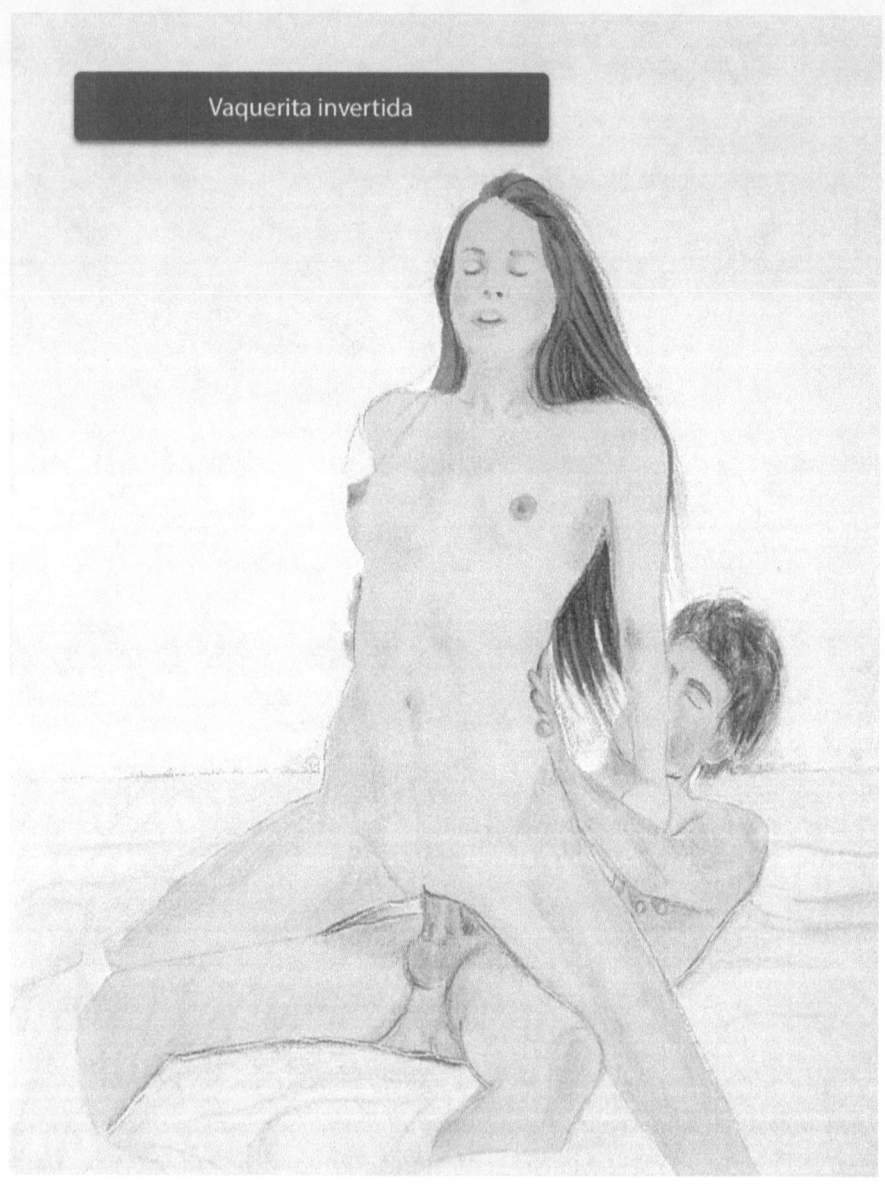

4.11 Vaquerita invertida.

Le da el control a ella. De tu parte requiere esfuerzo mínimo. Tu puedes disfrutar la vista y si quieres participar puedes acariciarla. También ella tiene un fácil acceso a tus testículos.

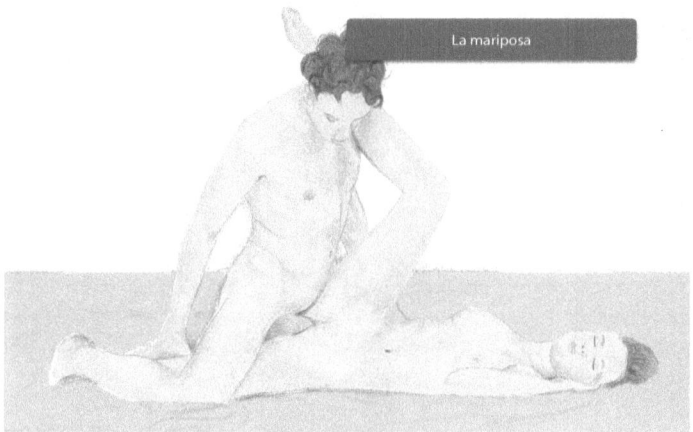

4.12 La Mariposa

Requiere algo de flexibilidad por parte de ella. De tu parte requiere un buen apoyo. La elevación de la pierna abre el introito vaginal lo cual permite una fácil penetración.

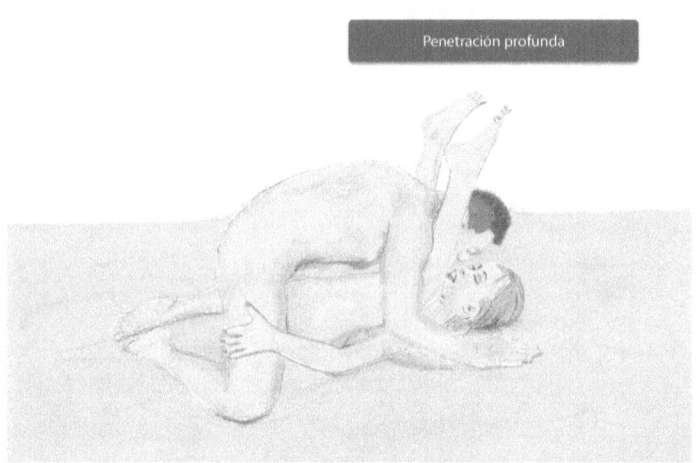

4.13 Penetración profunda.

El nombre lo dice todo. Es otra variante del misionero y es ideal para una penetración profunda. El clitoris está más expuesto por lo que podría beneficiarla bastante a ella.

Prácticas especiales

Dicen que en gustos se rompen generos. EL sexo no es la excepción. Todo se vale siempre y cuando la otra u otras partes actuen bajo consentimiento.

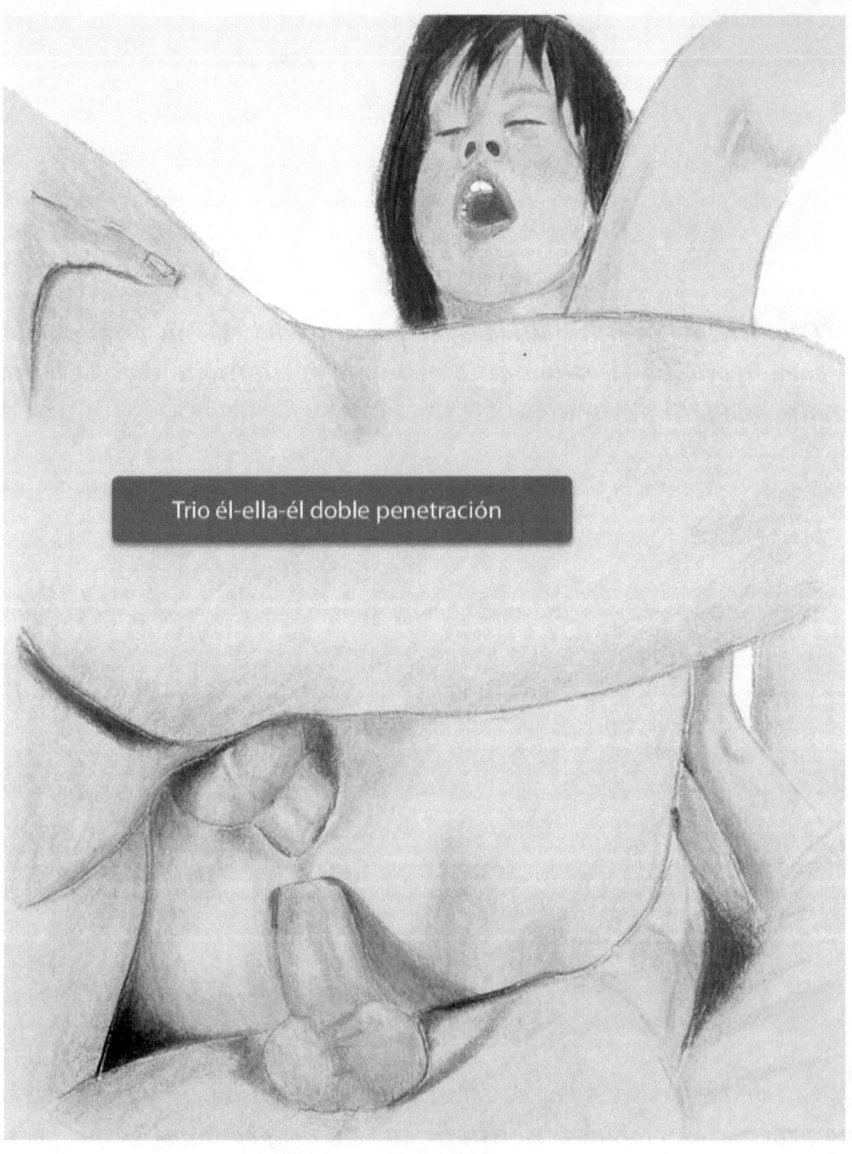

4.14 Trio él-ella-él doble penetración

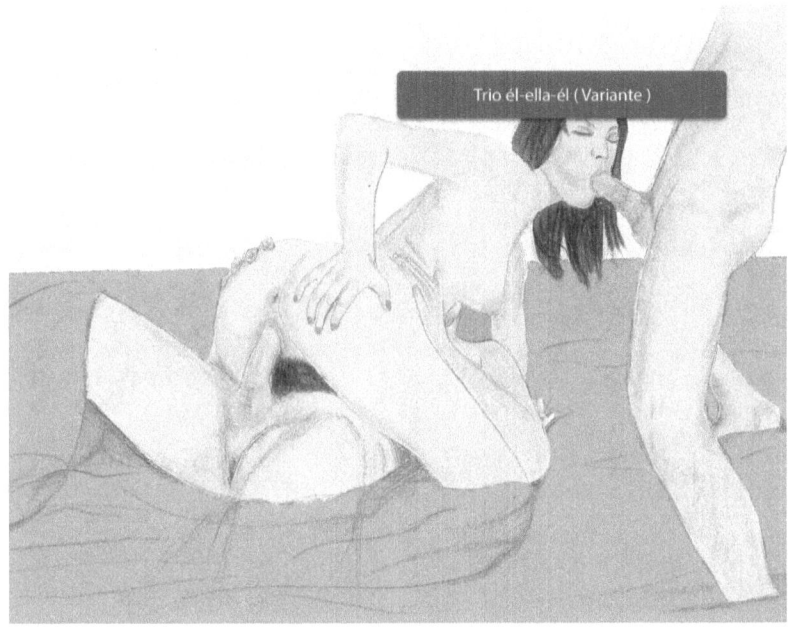

4.15 Trío él-ella-él (variante)

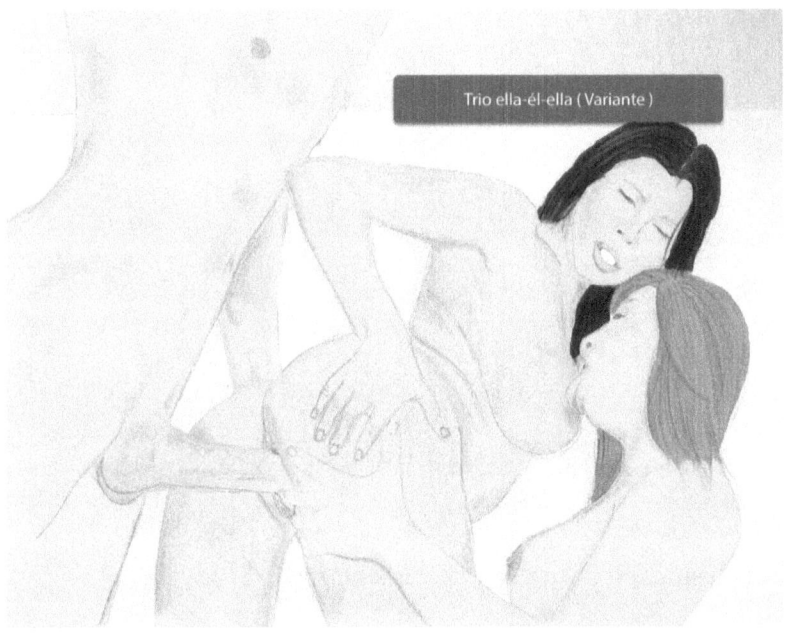

4.16 Trío ella-él-ella (variante).

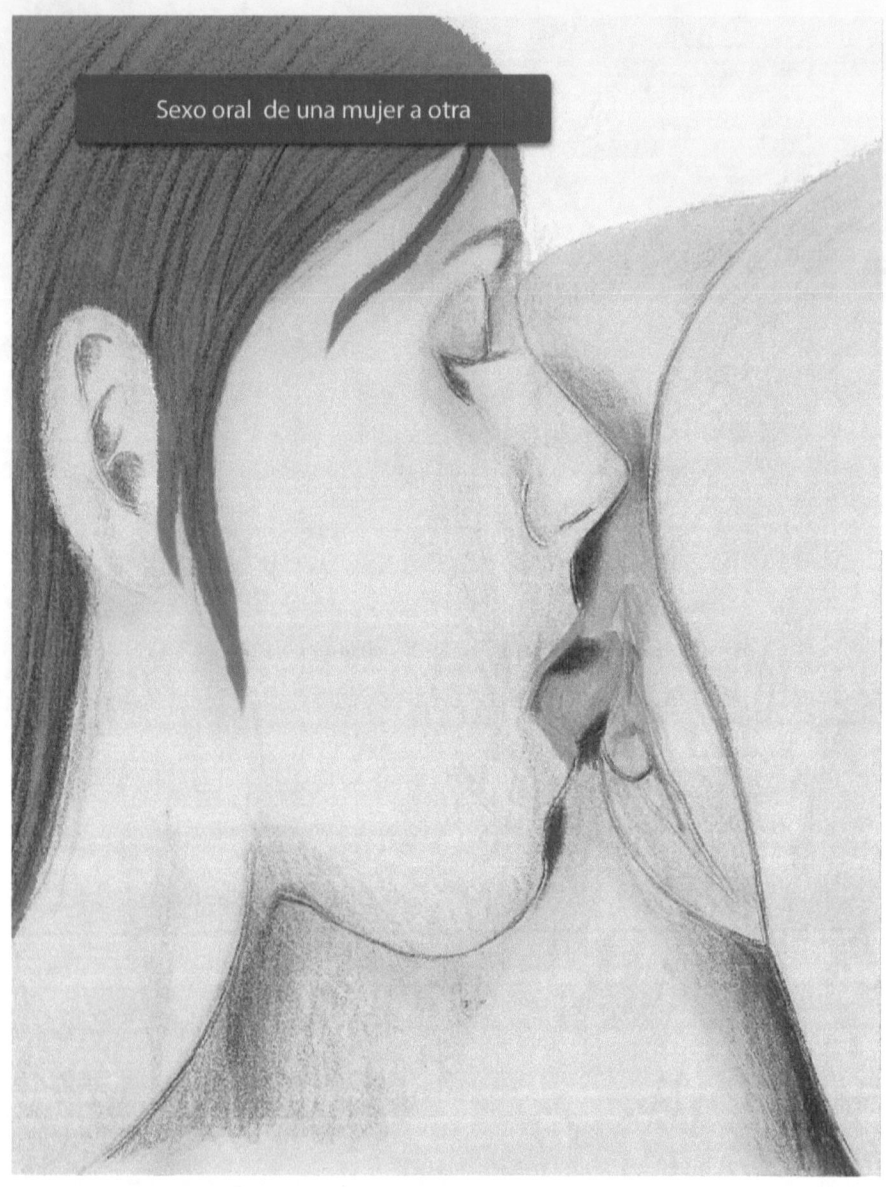

4.17 Sexo oral de una mujer a otra.

Conclusión: ¡Solo queda experimentar!

Capítulo 5

La fase del Orgasmo

Nuevamente proseguimos recordando, antes que nada, que estamos avanzando en una serie de fases que durante el acto real no tienen un límite definido entre ellas. Cada fase es una continuación imperceptible de la anterior.

Después de que la meseta ha alcanzado un punto cumbre sobreviene el pico más alto de la excitación, una explosión sensitiva que sube más rápido que cualquier otra fase sexual para, a continuación, tender a volver a los valores basales y regresar al cuerpo a su estado pre-excitatorio.

1. Fase de deseo
2. Fase de Excitación
3. Fase de meseta (pico excitatorio)
4. *Fase de orgasmo*
5. Fase de resolución.
6. Periodo refractario (en hombres)

El orgasmo es algo subjetivo, es algo que solo se siente, no se puede ver o medir de manera directa. Dicha sensación está concentrada en la región pélvica. En el hombre tiene su centro en el pene, vesículas seminales y próstata. En la mujer se centra en el clítoris, la vagina y el útero. Dichos centros es donde la sensación es más fuerte, pero esta puede recorrer todo el cuerpo y acompañarse de contracciones musculares rítmicas en todos los músculos. El orgasmo tiene una duración muy corta, es de aproximadamente unos 8 a 12 segundos.

En el hombre, de forma prácticamente invariable, se acompaña el orgasmo por la eyaculación después de lo cual se pierde el estado de excitación y la erección. Este dato puede modificarse solo mediante un gran esfuerzo y diversos tipos de ejercicios; el tantra abarca algunos ejercicios que pretenden modificar tales características del orgasmo masculino.

En la mujer también puede acompañarse el orgasmo de una forma de eyaculación. Esto no siempre ocurre y de hecho puede ser algo raro, pero sí puede ocurrir. Este fenómeno se asocia a la estimulación del punto G. Sin embargo, incluso sin eyaculación, en algunas mujeres puede ser difícil llegar a un orgasmo simple. De hecho la queja más frecuente de las mujeres, con respecto a la falla de las fases sexuales, es justamente la dificultad para alcanzar el orgasmo.

Existe actualmente controversia en cuanto a la forma de alcanzar el orgasmo por una mujer. Esta controversia se la debemos a Sigmund Freud. El afirmó que existían dos vías para que la mujer alcanzara el orgasmo. La vía más obvia es el clítoris, pero el afirmó que en una mujer adulta el sitio orgásmico se muda hacia la vagina. Desde entonces se habló por mucho tiempo de dos tipos de orgasmo. Sin embargo, hoy en día al conocer un poco más la anatomía, la tendencia indica que el orgasmo es solo de origen clitorino.

Como se comentó en el primer capítulo de este libro, la vagina solo tiene sensibilidad erógena en el primer tercio, es decir en los primeros 4 cm aproximadamente. Es decir, las 2/3 partes superiores de la vagina carecen de terminaciones nerviosas importantes. Esto desecha la hipótesis del orgasmo vaginal.

La verdad, es que prácticamente no existe orgasmo femenino sin la intervención del clítoris. Algunas mujeres afirman lograr el orgasmo solo mediante la penetración, sin embargo, incluso en tales casos hay una estimulación al clítoris, ya que este tiene raíces en la entrada de la vagina, donde el pene roza, además el pubis del hombre también golpetea con el pubis femenino y el escroto (bolsa de los testículos) golpea en el resto del periné. Esto quiere decir que se excita al clítoris de varias formas y no solo mediante estimulación digital directa.

Como ves, aquí toma importancia entonces conocer bien la anatomía femenina (capitulo 1). El clítoris ya fue descrito. En lo que no habíamos detallado es en sus raíces nerviosas. El clítoris es pequeño a la vista, pero sus raíces se continúan por debajo y llegan hasta la pared anterior de la vagina. De hecho, hoy día algunos expertos sostienen que el famoso punto G es una extensión directa de las raíces clitorinas.

El punto G, que debes estar ansioso por encontrar, en realidad es un botón de terminales nerviosas. Aunque puede resultarte sorprendente está bien localizado. Se sabe bien que el punto G se encuentra en la pared anterior de la vagina. Debe su nombre a su descubridor. En 1950 un ginecólogo alemán, el Dr. Grafenberg, describió su existencia y es en honor a él que se llama así (la primer letra de su apellido).

Pues bien, el punto G es un botón de terminaciones nerviosas. Resulta imperceptible al tacto, y es eso lo que dificulta encontrarlo. Sin embargo, se sabe bien que se encuentra en la pared vaginal anterior, aproximadamente en el tercio medio, entre el hueso púbico y el cuello uterino. Esta entre 3 y 6 cm de la entrada vaginal. Se encuentra a la altura de la uretra esponjosa de la mujer. A cada lado de la uretra pasan los conductos de las glándulas de Skene que drenan parcialmente en la uretra. Estas son análogas a la próstata del hombre, por eso al estimular el punto G algunas mujeres tienen una eyaculación. El líquido eyaculado es de consistencia similar al agua, un poco más pesado e inodoro.

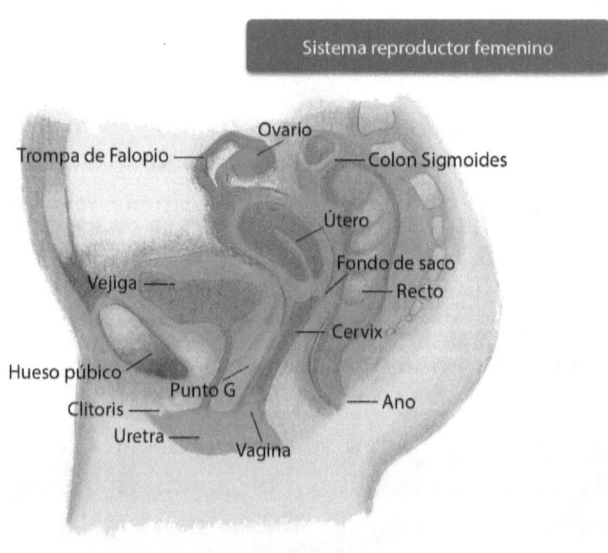

5.1 Localización del punto G.

Durante el estado de excitación el periné se llena de sangre lo que produce erección del clítoris, aumento de tamaño de los labios mayores y menores, y también del área esponjosa de la vagina que contiene al punto G. Es ahí donde debes estimular.

Para hacer más probable el estímulo al punto G es importante tener en cuenta que el pene generalmente no tiene un ángulo tan agudo como para poder estimular el punto G. Necesitas algo más curvo, ya sea un juguete sexual curvo o tus propios dedos. Si utilizas tus dedos, puedes utilizar el dedo medio e índice. Alterna el roce con uno y otro sobre la pared anterior vaginal a 3 o 6 cm (como si se tratara de dos piernas "corriendo"). O con uno solo, como si estuvieras haciendo la mímica para decir "ven". Una buena idea es estimular el clítoris directamente al mismo tiempo que haces esto aunque, claro, depende también de lo que a tu pareja le guste. Se recomienda que para efectuar este tipo de caricias que las manos estén limpias, las uñas bien cortadas, y si no hay buena lubricación aún, puedes utilizar crema o aceite lubricante para evitar lastimar la mucosa de la vagina.

En internet hay algunos videos útiles que ilustran de manera eficaz la localización y estímulo al punto G. Uno de estos videos, muestra incluso como puedes detectar el punto G al volverse más esponjosa la pared anterior de la vagina. Solo debes buscar videos sobre el tema en tu buscador de internet.

En algunos de estos videos verás algunas gráficas que hacen más fácil el entendimiento de dicho tema, o bien, busca libros al respecto.

Si se logra el orgasmo mediante la estimulación del punto G, puede ser de igual intensidad a un orgasmo clitorino, o bien algo menor pero permite un orgasmo más rápido y mayor número de repeticiones. Al mismo tiempo que estimulas el punto G pueden hacerse caricias simultaneas, como ya se mencionó, al clítoris y otras zonas erógenas para así incrementar la efectividad del orgasmo en la mujer.

La estimulación del punto G con la penetración del pene resulta difícil especialmente en aquellas mujeres que tienen la vagina distendida por partos previos, por eso las opciones mencionadas resultan útiles.

Si el estímulo fue adecuado, viene en seguida el orgasmo de tu chica. Para definir este suceso es preciso hacer referencia a lo que Masters y Johnson llamaron "plataforma orgásmica". La plataforma orgásmica consiste en el clítoris, el prepucio del clítoris (capucha del clítoris), labios menores y habría que contemplar si el punto G entra ya en esta plataforma. Hasta ahora le hemos dado demasiado énfasis al punto G, pero la estimulación de toda esta plataforma puede llevar a tu chica al orgasmo, de manera que no debemos sobrevaluar dicho punto.

Para que tu chica pueda lograr su orgasmo es necesario que esté psicológicamente predispuesta y el estímulo de la plataforma. Esto lo puedes lograr estimulando el punto G como ya dijimos, estimulando el clítoris o los labios menores de manera directa o incluso estimulando la plataforma de manera indirecta (acariciando los muslos, poniendo presión con la palma de tu mano sobre toda la vulva, acariciando los labios mayores, etc.). El clítoris juega el rol principal y durante la penetración, si quieres que tu chica alcance el clímax del orgasmo, debes procurar estimularlo junto con el resto de la plataforma orgásmica y no centrarte a la estimulación vaginal con el pene únicamente. Esto último lo puedes lograr procurando que con cada penetración sea estimulada una mayor área de su periné; que tu escroto roce o golpetee contra su vulva, aprieta tu cuerpo contra el de ella de manera que su pubis y clítoris sean apretados y acariciados con tu cuerpo en cada penetración. No olvides otras zonas erógenas, su pecho, los pezones, sus labios, sus lóbulos de las orejas, etc. El estímulo psicológico puede ser importante también. Dile cosas agradables, lo bella que es, cuanto te gusta, si es una relación larga dile cuanto la quieres, etc. Solo procura que sea verdad, si le dices mentiras corres el riesgo de transmitirlo en el tono de tu voz o ser incongruente y que se dé cuenta; eso sería contraproducente.

Cabe comentar, como ya se mencionó, que el principal problema que aqueja a las mujeres en cuestión sexual es la dificultad para alcanzar el orgasmo. Por eso, ella debe ser participe en la búsqueda de su propio orgasmo y será ella quien sepa qué tipo de roce, de penetración, etc., es aquel que le estimula más y tú debes tratar de aprender esto mismo con tal de que puedas brindarle dicho estímulo. Cada mujer es distinta. Mantengamos eso siempre en mente.

Cuando tu chica alcance el orgasmo te darás cuenta porque para este momento su frecuencia respiratoria puede llegar a ser hasta de 40 por minuto, más del doble de lo normal, además su frecuencia cardiaca será perceptiblemente rápida si estas tocando su pecho (más de 150 latidos por minutos). En ella comienza como una sensación de calor en la pelvis y después se extiende al resto del cuerpo. Al alcanzar el clímax del orgasmo aparecen contracciones musculares involuntarias en todo el cuerpo, incluyendo los músculos de sus genitales y plataforma orgásmica. Si tu pene está dentro de su vagina, es posible que puedas sentir las contracciones de sus músculos pubococcigeos que contraen a la vagina sobre tu pene. También el recto, al igual que el resto de músculos de su cuerpo sufre contracciones. Las contracciones de la plataforma orgásmica son rítmicas y pueden variar en número desde unas 3 hasta unas 12. Las primeras contracciones serán de mayor intensidad para ir disminuyendo hasta llegar a la última. En raras ocasiones una mujer puede "eyacular" un líquido claro inodoro.

Una vez concluido el orgasmo hay dos posibilidades en la mujer. Una es que termine el acto sexual y vayan directamente a la fase de resolución donde toda la tensión sexual vuelve a sus valores basales, o la otra, que continúe el estímulo erótico y haya un repunte en la excitación de la mujer e incluso llegar nuevamente al orgasmo.

Existe un procedimiento cuyo objetivo es facilitar la frecuencia, intensidad y facilidad del orgasmo en la mujer. Es un procedimiento de consultorio relativamente rápido que realizan algunos cirujanos plásticos, especialmente los dedicados a las plastias ginecológicas. Ellos conocen la anatomía vaginal y saben dónde está el punto G. Lo que hacen es localizarlo, con cooperación de la misma paciente, y enseguida inyectan colágena (de origen humano) bajo la mucosa donde está el punto. La colágena aumenta el volumen debajo del punto G y extiende las fibras nerviosas de dicha región facilitando el encontrarlo y estimularlo. El efecto de esta inyección oscila alrededor de 4 meses. Es un efecto efímero y algo costoso pero si están en condiciones de intentarlo, vale la pena.

El estímulo adecuado para cada chica no tiene por qué ser igual. Si tu pareja es estable mejor contémplenlo juntos, experimenten juntos y conoce que le gusta a ella y que no. Parte de la diversión del orgasmo son los caminos que tomen para llegar a él. Deja que ella te enseñe. Lo que aquí se contempla es un tanto científico, un tanto frio. Lo que ella tenga que opinar y aportarte al respecto puede ser mucho más importante que cualquier cosa que leas. Mejor ponle atención. Si no le gusta hablar al respecto entonces obsérvala. Recuerda que su placer es tan importante como el tuyo.

¡Suerte!

Capítulo 6

La fase de Resolución

Nuevamente proseguimos recordando, como se ha enfatizado en cada capítulo, que estamos avanzando en una serie de fases que durante el acto real no tienen un límite definido entre ellas. Cada fase es una continuación imperceptible de la anterior.

1. Fase de deseo
2. Fase de Excitación
3. Fase de meseta (pico excitatorio)
4. Fase de orgasmo
5. *Fase de resolución.*
6. Periodo refractario (en hombres)

Como se mencionó en el capítulo anterior, después de que la meseta ha alcanzado un punto máximo, viene el pico más alto de la excitación: el orgasmo, una explosión sensitiva que sube más rápido que cualquier otra fase sexual para a continuación tender a volver a los valores basales y regresar al cuerpo a su estado pre-excitatorio. Este retorno a los valores basales (incluida la pérdida de la erección) se conoce como fase de resolución.

Según indican los estudios del Dr. Kinsey, Masters y Johnson, entre otros, las mujeres tienen 2 caminos al llegar a la resolución, uno puede ser continuar el estímulo sexual y mantenerse en una nueva meseta y avanzar nuevamente hacia el orgasmo. Es por esto que se habla de mujeres multiorgásmicas. Pero al contrario de lo que se puede creer NO todas las mujeres son multiorgásmicas. El otro camino a seguir después del orgasmo es que no haya más excitación y ella misma quiera parar (recuerda en la resolución hay regresión de los signos de excitación y si ello incluye disminución de la lubricación vaginal la continuación del roce puede volverse molesta).

Si la chica llega al orgasmo antes que tú y posterior a esto quiere parar es mejor que aproveches el tiempo que queda para terminar también o bien "ayudarte" de maneras distintas a la penetración, sea en ese momento o en otro. Sea como sea debes respetar si la chica quiere parar.

En el hombre generalmente es mucho más simple, tras el periodo de resolución viene un periodo refractario que es un período durante el cual no se puede volver a la excitación y los estímulos pueden resultar molestos. El tiempo depende de cada persona, de la edad y probablemente entrenamiento. Con cierto esfuerzo puede continuarse el estímulo tratando de evitar la pérdida de la erección y tras un rato se puede volver a la excitación independientemente de lo que digan los libros, pero esto es tarea nada fácil, sobre todo cuanto menos joven se es.

En este sentido, es decir, la incapacidad de volver a excitarse, la literatura es muy tajante estipulando mujeres multiorgásmicas y hombres con un periodo refractario obligado. No obstante se debería individualizar ya que una minoría escapa a estas generalidades. Algunas mujeres pierden lubricación enseguida del orgasmo y pierden todo deseo de seguir con el acto mientras que algunos hombres logran engañar al periodo refractario en contra de todo lo estipulado.

No hay mucho más que se pueda agregar al periodo refractario por lo que no será objeto de otro capítulo.

Recordemos que hasta aquí hablamos de una cita "prototipo" (el encuentro casual en una fiesta) en la que en esta primera y única salida con la chica avanzamos por todas las fases antes expuestas. Pues bien, dicha cita ha llegado a su fin. Pero no entristezcas, cada vez tendrás más citas exitosas y te volverás más selectivo y asertivo para escoger a tus chicas. Por otro lado, muchas veces no llegarás tan lejos en la primer cita así que recuerda los mismos pasos en salidas ulteriores. Muy posiblemente habrá cierta regresión y tal vez tengas que "empezar" de nuevo. No te preocupes entre más salgas con la misma chica será cada vez más fácil avanzar hasta donde llegaste la última vez.

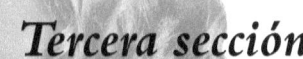

Tercera sección

El Método Científico de la Seducción
Evolución de la Relación

Capítulo 7

Las citas subsecuentes

Recordemos que lo que hasta ahora hemos desarrollado en la "cita prototipo" es eso, un prototipo. De tal forma que la cita siguiente tendrás que retomar aquel avance en el que te quedaste y seguir desde ahí hasta que completes todos los pasos. Las citas que te tome lograrlo son dependientes de cada chica y de ti mismo. En general SI es posible hacerlo todo desde la primera vez que salgas, aunque no hayas tratado mucho a la chica, así que inténtalo pero tampoco te aferres a ello. Sé paciente.

Generalmente habrá una ligera regresión. Tal vez la última vez marcaste un avance con un beso en la boca estilo francés. Pero de igual manera tal vez ella te saludará con un simple beso en la mejilla y no te tome la mano o el brazo como la había hecho toda la tarde que pasaron juntos la última vez. Eso lo podemos calificar de NORMAL. Todo lo que tienes que hacer es volver a tomar iniciativa y tomar su mano o hacer contacto físico en algún momento. Buscar el momento oportuno y volverla a besar. Estas "regresiones" son pasajeras por lo común y suele ser mucho más fácil volver al punto previo porque ya lo habías hecho. No tienes que esforzarte tanto por encontrar un beso si ya lo habías logrado. Lo que ocurre es que si ella ya te había besado y tú te acercas para besarla ella responderá porque sería contradictorio que te rechace en algo a lo que ya había accedido. Para ella misma sería ilógico, seguramente no querrá que pienses que está loca o que no sabe lo que quiere ¿verdad?

Por otra parte lo que es más frecuente es por ejemplo que SI responda el beso pero te pregunte algo como: "¿por qué me besas?" o "¿qué somos?". Esto también lo calificaremos como NORMAL. Lo que pasa es que seguramente, de acuerdo a las enseñanzas de sus padres y de la sociedad, su superego le dice que besar a alguien sin ser novios es algo malo. Como dije, no querrá que pienses que está loca pero te aseguro que mucho menos querrá que pienses que es una chica fácil o peor aún ¡"una puta"! Si te asustas podrías acabar diciéndole que quieres que sea tu novia (aunque muy probablemente no quieras eso todavía). No lo hagas. Si pregunta algo solo responde que la besas (o la abrazas, etc.) porque aunque son 2 personas conociéndose, es muy linda y porque te gusta. Y en adelante trata de no tocar mucho ese tema e ignorarlo hasta donde te sea posible. Si es persistente y en realidad no quieres formalizar aún, entonces tendrás que hacérselo saber de manera amable y explicándole tus razones. Si lo haces seguramente aprenderás mucho sobre los clichés del "no eres tú, soy yo" o "es una etapa de mi vida en que…" Pero la verdad es que por muy clichés que sean, tienen mucho de cierto, además tampoco querrás decirle que "nada más querías tener sexo". Aunque en el fondo de ti sepas que hay algo de verdad en eso (si fuera el caso), no lo vayas a decir ni de broma. Conocerte a ti mismo no quiere decir que tienes que romper todos los protocolos sociales. Pero no temas, la mayoría de las veces no es necesario hablar de eso, muchas mujeres buscan experimentar y conocer a la gente, igual que tú.

Una vez retomado el punto de avance previo, en las citas subsecuentes continúa con los pasos necesarios para llegar al sexo. Cuando lo hayas logrado será muy poco o nulo lo que tendrás que lidiar con regresiones. De ti depende valorar que tanto vale la pena seguir saliendo con cada chica y si te interesa formalizar algo con ella.

Independientemente de que pretendas formalizar o no, recuerda siempre hacer programación neurolingüística positiva en todas tus citas. Si eres introvertido tal vez el mencionarlo te cause ansiedad e inseguridad. En realidad no es tan difícil. Es solo cuestión de planeación.

Jennifer B. Kahnweiler hizo un análisis muy bueno sobre los introvertidos en su libro "El líder introvertido". Algo fascinante del conocimiento es que muchas veces se puede traspolar a muchas situaciones. Es lo que haremos aquí. Lo que fue un análisis de mejora del liderazgo en ámbito laboral también lo podremos utilizar en cuestiones de romanticismo. Algo que sucede con los introvertidos es que la interacción interpersonal causa algo de estrés, somos personas que nos cuesta más trabajo expresarnos de manera verbal. Se nos hace más fácil narrar por escrito y actuar conforme a agenda. Por eso Jennifer afirma que "**prepararse** para las interacciones interpersonales es la mejor medida que puedes tomar".

Cuando hablamos de prepararse en realidad hablamos de planear. ¿Por qué planear? Es fácil. Según Jennifer los introvertidos solemos ser afectados por algo que ella llama **"brechas de percepción"**. El término se refiere a que muchas veces la manera en que tú crees que te perciben los demás y la forma en que realmente ocurre es distinta. Por ejemplo, si tú eres algo serio y reservado y la chica con quien salgas es más extrovertida, ella puede pensar que estás a disgusto o molesto (cuando en realidad estés feliz de estar con ella) y eso mismo puede hacerla sentir incomoda en la cita. Te puede percibir como alguien aburrido o ausente. Eso es programación neurolingüística negativa para ti. Para evitarla debes planear con tiempo tus citas y procurar cerrar esas *"brechas de percepción"*. Si tienes la cita prevista y te preparaste en cuanto a los posibles temas que puedan surgir en la plática te sentirás más relajado y podrás estar presente y atento. Según Jennifer la *brecha de percepción* se cierra grandemente si tus interlocutores te sienten atento a ellos (te haces sentir <u>presente</u>). "Ya no serás percibido como una persona distante sino como alguien que tiene empatía e integridad". Entonces recuerda estos 3 términos, *planeación, brechas de percepción y presencia.*

Ahora sabes por qué procuré darte una lista de preguntas y temas de qué hablar en la primera cita y por qué te aconsejo estar sonriente (ver fase del deseo). Todo lo que te presenté en los capítulos previos es parte de un *plan*. Pero una vez que cumplas con los objetivos de la "cita prototipo" ¿Qué sigue? No puedo darte un plan para cada cita. Por eso necesito que seas consciente de esto, para que puedas planearlas tú mismo.

El objetivo de cada cita será hacer PNL positiva. Toda la información que ya tienes de la chica no es en vano. Te será muy útil. Ahora que sabes sus gustos procura planear tus citas incluyendo actividades que sabes de antemano que ella puede disfrutar y a su vez sigue recabando información para citas posteriores. Por ejemplo, ella te comentó que le gustan mucho los animales y decides ir al zoológico con ella. <u>Previo</u> a la cita puedes averiguar datos curiosos de algunos animales de manera que tengas información para respaldarte en caso de tener que hablar de ello durante la cita, o si te apetece y se presenta la ocasión tu toca el tema antes, cuéntale lo que dijeron en Discovery channel sobre las aves y sus rituales de apareamiento, o sobre lo que leíste de las tortugas y sus peleas a muerte etc., no es necesario que seas experto ni guía del zoológico, solo saber un poco de que hablar. Durante la cita tal vez les de hambre, puedes preguntarle cuál es su comida favorita y que tipos de comidas típicas le gustan, de manera que tal vez la próxima vez la invites a un restaurante italiano (si ella dice que esa es la comida que le gusta). Aún si tú no preguntas y ella comenta sobre algo que le gusta haz tu nota mental. Es oro molido para las citas siguientes. No todo requiere invertir dinero. Si le gusta el ajedrez (y a ti también) la próxima vez vayan a un café o algún lado tranquilo a jugar. Durante el juego podrás platicar y de lo que ella diga averiguar otra cosa le guste y así sucesivamente.

Lo que planees para citas subsecuentes tiene que ser específico y dirigido a cada chica, procura incluir actividades que puedas disfrutar también tú. Tú eres igualmente importante, además así no tienes que fingir que la pasas bien. Realmente la pasarás bien y puedes enfocarte en ella.

En resumen recuerda siempre:

1. Tomar **iniciativa** para invitarla a salir y para **sugerir** que hacer. Procura tener opción b y c. Si es algo que siempre ha querido hacer y no ha podido, puedes tener puntos adicionales.
2. Una vez definido que harán y a donde ir **planea** la cita y **prepárate** sobre posibles temas de conversación.
3. Haz acto de **presencia**. Procura prestarle atención y platicar todo el tiempo con ella. Al mismo tiempo no olvides lo que ya se vio. Haz contacto físico siempre y muéstrate sonriente, si está a tu alcance procura hacerla reír, etc., es decir, haz **PNL positiva**.
4. **Relájate**. No es necesario hacer cosas exorbitantes todo el tiempo. Muchas veces basta con salir a algún bar o al cine o simplemente al parque a platicar. Depende que tan formal sea la relación y que tanto te preocupe ser visto en público.

Citas subsecuentes ¿Salir o no salir?

Durante el primer año de mi residencia médica hubo una desaceleración dramática en el ritmo con que salí con chicas nuevas y se volvió más frecuente que fueran salidas de una sola ocasión, fuera que tuviera éxito o no. En realidad quería prestarles más atención pero, a veces, hacer una especialidad médica resulta muy absorbente.

Como ya mencioné antes, no puedes permitir que haber fallado con alguna chica te desanime a volver a intentar y si realmente te interesa, incluso puedes volver a intentar con la misma chica.

Recuerdo varias ocasiones en que no logré avanzar demasiado, pero llegó un punto en que aprendí a verlo como una experiencia más.

Recuerdo muy particularmente una ocasión en que fui de fiesta con varios compañeros médicos de otras especialidades así como de otras categorías. Yo tenía guardia al día siguiente así que pensaba retirarme temprano. Sin embargo, en la fiesta estaba una conocida con quien no había tenido mucha oportunidad de hablar antes pero que me llamaba mucho la atención. No sé en qué momento empezó pero de pronto me encontré contándole chistes y simpatizamos. Más tarde todos acordaron ir un club de noche y yo decidí que bien valía la pena el desvelo ya que ella se fue conmigo en el carro. Llegamos al club y estuvimos ahí. Yo procuré hacer todo lo que ya narré en este libro previamente. Las horas pasaban y el avance era lento ya que había por lo menos otros 2 miembros del grupo con la misma intención que yo. En cuanto tuve oportunidad intenté sacarla del lugar para quedarme a solas con ella, sin embargo ella puso resistencia porque ella había llegado a la fiesta con un amigo y me dijo que no quería dejar solo a su "amiguito". Fuera eso, o que me arrebaté por alejarla de los obstáculos en mal momento, al final ella se fue a casa ese día con su "amiguito" y yo me fui al hospital directamente, sin haber dormido y con secuelas por el alcohol (aunque sobrio, con resaca) y sobre todo el desvelo (de por sí ya acumulado). Pasar visita fue un infierno interminable pero aprendí mi lección y en adelante reservé mis días de "galán" para los días de descanso o las mañanas.

Es curioso, pero no sufrí mucho daño psicológico por no haber avanzado más. Tenía muy clara la idea de que cualquiera que hubiera sido la razón del rechazo era cosa de ella. Además, como tenía algunas amigas con quienes aún frecuentaba, no me afectó. Por otro lado, todo pasa por algo. Curiosamente, al salir a la farmacia por analgésicos para la jaqueca, me encontré en la farmacia a otra chica a quien le pedí su número de celular y salimos otro día… no intenté volver a salir con la otra chica, sin embargo si avancé lo suficiente para haberlo intentado mediante mensajes al celular o llamándola. Simplemente no se dio.

Siempre va a haber fallas. La decisión de volver a salir con alguien no va dirigida a esas fallas. Va en proporción de que tan fuerte sea tu interés por esa persona y la decisión es tuya. Solo no te encierres tu recamara a lamentarte y llorar. Sal tan pronto como puedas, con esa misma chica o con otra.

Capítulo 8

Relaciones formales Vs. Informales

Desde un principio comenté que prácticamente todos los principios aquí descritos los podemos usar en ambos tipos de relación. Sin embargo la mayoría de lo que he estipulado hasta el momento va más bien encaminado a las relaciones liberales. Pero si alguien te gusta mucho y quieres algo más ¿cuál es la diferencia? ¿Dónde termina un límite y empieza el otro?

Cuando empecé este libro me encontraba en una etapa donde requería descansar del "compromiso" y lo que quería y necesitaba era salir a conocer mujeres de manera más relajada, sin ataduras ni compromisos ni presiones de ningún tipo. Pasado algún tiempo me percaté de que ya me había acostumbrado al procedimiento y empecé a cuestionarme que haría en el momento que quisiera algo más. Pasado un tiempo, estaba a punto de empezar mi especialidad, cuando conocí a Blanca, quien me parecía era un tanto más "conservadora" y me atraía más de lo usual. Ya había experimentado bastante y pensé en que tal vez sería algo bueno cambiar de aire por algo un poco más serio. Dudé por primera vez en mucho tiempo. No sabía si hacer lo que había estado haciendo aplicaba solo en relaciones de "un rato" o si era correcto usarlo en este caso. Salimos algunas ocasiones pero ella se mostraba muy seria y comentó en más de alguna ocasión que alguna vez había contemplado volverse monja (y realmente tenía amistad con algunas monjas). El resultado fue que al final hice de lado todo lo que había aprendido recientemente porque supuse que podía llegar a ofenderla o que no era correcto si se trataba de algo con miras más serias. Durante el tiempo que salí con ella nunca intenté hacer contacto físico gradual, no traje al tema bromas de tintes sexuales. No hice ¡nada! Como cabría esperar, no pasó mucho antes de que me convirtiera en un buen "amigo". No pasó nada en absoluto. Supongo que al final no tuve tanto interés, ni el tiempo (entré justo en ese periodo a la especialidad de cirugía que consumía todo mi tiempo) para cuestionarme que debí haber hecho. Pasaron algunos meses y decidí salir con otras chicas. Volví a tener algunas otras relaciones informales y nuevamente me fue fácil, luego, a finales del primer año de la residencia entablé una relación más estable de larga distancia que me costó mantener porque me sentía presionado con la especialidad. Pero tarde o temprano nos encontramos con alguien diferente que nos tambalea y nos hace dudar lo más obvio. A mí me pasó casi a la mitad de mi segundo año de especialidad. Su nombre es Janeth.

Me gustaba ¡tanto! Esta vez no era solo su belleza (aunque es hermosa) sino también muchas cualidades y aspectos de su vida con los que me identificaba demasiado. Otra vez dudé en utilizar todo lo aprendido. Me sentiría un patán si la trataba como cualquier chica sabiendo que me gustaba más que ninguna. Y es que lo que había aprendido, lo aprendí entablando relaciones de poca duración. ¿Sería que si quería algo más duradero tendría que hacer las cosas distinto? La lógica era que sí pero ¿y la última vez que dudé? Terminé sin hacer nada y lógicamente ¡nada pasó! Traté de seleccionar aquellos principios que consideré menos descarados y procuré ser sincero contándole desde la primera vez que salimos que me encontraba escribiendo este libro y todo lo que me llevó a hacerlo, lo cual de inicio tampoco fue buena idea.

La primera imagen que tengo de ella en mi mente es su silueta de perfil. Yo pasé junto a ella, rumbo a una interconsulta en urgencias, y la vi hablando con otro estudiante. Se veía preciosa con esos risos peculiares que le llegaban hasta un poco arriba de los hombros, una sonrisa que hasta la fecha me pone absurdamente contento, sus ojos color miel que contrastan con su cara moreno claro. Debajo de su bata se apreciaba una blusa blanca ajustada que se enrollaba un poco y dejaba ver su abdomen muy ligeramente, su pantalón lucía ajustado de sus piernas bien torneadas pero a nivel de su cintura era tan flojo que le sobraba un poco de espacio entre éste y su abdomen.

Recuerdo bien esa primera vez que salimos. Para entonces ya era 2009. Yo la había abordado en un pasillo del hospital, en el área de urgencias. Fue una plática superflua sobre cómo iba la universidad con el nuevo plan de estudios y sobre que rotaciones tenía ese año en mi hospital. Luego pasaron algunos meses sin verla, ella era estudiante y no estaba todo el tiempo en mi hospital. Cuando ella llegó a rotar por el servicio de cirugía, la abordé y le comenté que la recordaba de su rotación unos meses antes. Ella no me recordaba. Al pasar algunos días la invité a salir y ella me respondió que sí pero primero tendría que salir con su grupo de amigos y que ella me invitaría una vez que hubiera algún evento. Parecía hacerlo más por cortesía que por que le interesara pero conforme pasaban los días ella misma se encargó de comentarme en varias ocasiones que no había olvidado su compromiso aunque no había surgido ninguna reunión de su círculo social.

Su rotación terminó y no habíamos salido. Un día, tiempo después, apareció por el hospital nuevamente y decidió pasar a saludarme. Me dijo que cuando me vio (por casualidad según me dio a entender), se acordó de nuestro "compromiso" y casualmente habría una fiesta pronto. Desafortunadamente yo tenía guardia ese día y no podría ir. La verdad me sentía desalentado porque parecía ser todo solo por "cumplir su palabra" más que por deseos de que saliéramos, así que tampoco me esforcé mucho por mover mi turno. Al no ver nada de interés de su parte, me di por vencido hasta cierto punto, pensé que ya seríamos "amigos" como me había pasado antes.

Un día, no sé cómo o por qué, llegó a mi nuevamente la motivación y en un arranque de "sí puedo" le mandé un mensaje de texto a su celular, esta vez usando la actitud de "yo sé que sí quieres salir conmigo" (por supuesto que no estaba seguro de ello pero tenía que tomar ventaja de lo que había aprendido antes) El mensaje de texto, decía algo cómo: ¿Qué vas a hacer este viernes? Vamos a dar la vuelta." Ella respondió preguntando a donde iríamos y mi respuesta fue: "Tú déjate querer, ¿Sí o sí? ¿A qué hora paso por ti?".

Llegó el día y pasé por ella. Fuimos a un café donde platicamos por un rato. Yo me tomé una cerveza pero no la incité a ella a tomar. Un rato más tarde salimos y me dirigí a donde pudiéramos estar solos. Mi carro era estándar así que no tuve mucha oportunidad de hacer contacto durante el trayecto. Una vez estacionado mi carro, nos quedamos dentro y yo procuré rozar su antebrazo y su mano. Ella no la retiró pero si cambió un poco su postura y me miró con desconfianza. ¡Seguían las fallas y mis dudas crecientes! No solté su mano por un par de minutos pero sentí que el contacto físico se percibía un poco forzado, tal vez sería por nuestras ubicaciones. Le comenté que estaba cansado de la misma postura y me pasé al asiento trasero. Nuevamente me miró de cierta forma que indicaba un estado un poco defensivo.

Durante la plática ocurrió el tema de nuestras relaciones previas. Yo le conté a Janeth sobre mis relaciones fallidas y sobre mi etapa de experimentación. De pronto me encontré hablándole sobre este libro. Por supuesto, le hice saber todos los motivantes detrás de él y procuré hacer notar que no tenía intención de engañar a nadie, sino solo "vivir" aspectos que había descuidado en el pasado. Ella me comentó que sí sabía sobre la existencia de "esa clase de libros", que había hojeado alguno. A pesar de mis explicaciones en el fondo sentí que lo había tomado como un reto para demostrar que en ella no funcionaría. Me acababa de hacer más difíciles las cosas yo solo.

Salimos un par de ocasiones más. A parte de seguir haciendo algo de contacto físico leve, no marqué ningún avance. Platicamos y nos conocimos un poco más. Ella continuaba mostrando poco interés romántico. No recuerdo en que momento comenzó pero ella se reía de mí y me provocaba diciéndome que seguro yo era gay. Me preguntaba si ya era "su amigo" pero el que me dijera eso me hacía pensar que ella esperaba que yo reaccionara con alguna acción para "demostrarle" que no lo era. Lo malo de todo eso era que yo estaba seguro que al yo intentar algo más ella buscaría hacerme notar que nada de lo que decía mi libro (aun en desarrollo) funcionaría en ella. Había una barrera que no sabía cómo penetrar. Opté por tener amor propio y no suplicar. Después de todo yo había mostrado interés, si ella no lo tenía yo no podría obligarla y suplicar empeoraría todo. Decidí provocarla como ella lo hacía conmigo y empecé a decirle que se había criado como hombre. Que me gustaba platicar con ella porque era como platicar con un amigo varón.

Pronto me fui a rotar a un hospital de Guadalajara, a 2 horas de camino. Para entonces ella era parte de mi lista de contactos de Messenger. Al principio que la veía en línea la saludaba. Su persistencia por provocarme con comentarios sobre mi identidad sexual y sacudiéndose los pies con mi ego me desalentaron un poco más. Afortunadamente para entonces mi ego era algo más fuerte que años atrás. Lo que hice fue conectarme como "offline" y si veía que ella estaba en línea me conectaba en seguida, pero no la saludaba. Un par de ocasiones, pasados varios minutos, era ella quien me saludaba. Una ocasión me hizo una invitación a una fiesta pero la rechacé por carga laboral. Poco tiempo después me solicitó acompañarla a un viaje para ver una mascota, que hasta la fecha conserva. Tampoco fui. Después de eso perdimos contacto por algún tiempo, hasta que un día recibí un mensaje a mi celular, comentándome algo sobre un libro. Le respondí que no sabía de qué libro me hablaba y ella me explicó que era un error, que el mensaje era para alguien más con mi mismo apellido. Al final entablamos plática pero ya habían pasado un par de meses y yo no creía que había muchas posibilidades.

Un par de meses después recibí un mensaje que decía: "¡adivina quién será interna en el hospital central!" Le respondí y conversamos un poco. Cuando ella me dijo que iniciaría su rotación por el servicio de pediatría yo devolví el gesto con un mensaje que decía: ¡Adivina quién va a rotar a cirugía pediátrica en el hospital central!" Así es… por coincidencia llegamos al mismo servicio en la misma fecha.

Durante sus primeros días ella no olvidó llamarme "jotito" y por su puesto yo la bauticé como "compita". Conforme pasaban los días acentuaba mi trato hacia ella como si fuera un hombre. Comencé a saludarla de mano e inventé un saludo de amigos. Algunos días más tarde los internos organizaron una salida a un club nocturno. Ella me invitó. Cuando quise indagar quienes iban ella me respondió que iba ella y que en base a eso decidiera. Por supuesto que yo le respondí que sí. Me encomendó que invitara a mis compañeros del servicio de cirugía general porque también los conocía. Yo "olvidé" comentárselos para no tener obstáculos. Llegué al club antes que ella pero cuando la vi llegar me sorprendió bastante. Hasta ese día solo la había visto con uniforme médico o jeans y solo muy leve maquillaje. Se veía espectacular. Llevaba puesto un vestido rojo de una sola pieza y maquillaje que resaltaba aún más sus ojos claros y su belleza natural.

Estuvimos un rato y tomamos un par de cervezas y bailamos. Ella resultó ser bastante talentosa en el baile y también lucía muy sensual mientras lo hacía. Por nuestra relación previa no sabía si me provocaba o esa era su manera de bailar. Por primera vez desde que la abordé sentí que el ambiente y la situación eran familiares. Procuré ofrecerme a llevarla a su casa al salir. Afortunadamente ella aceptó. En el trayecto le cuestioné si tenía hora de llegada y me respondió que no. Me dirigí por algo de alcohol y posteriormente fuimos al mismo lugar que visitamos la primera vez que salimos, donde podíamos estar con música y en tranquilidad... fue solo a partir de este momento, solo a partir de aplicar al 100% lo que había aprendido sobre seducción, que pude estar un poco más en control y adquirir mayor seguridad en lo que hacía. Cuando estuvimos solos continuamos bebiendo cerveza junto al carro. Ella estaba bastante relajada y de buen humor. Estábamos demasiado cómodos y sonrientes. Janeth se encontraba bailando junto a mí y continuaba mostrándose sensual. Hasta que ocurrió. Después de haber ido al tocador regresó bailando y se acercó más y más. Yo respondí el acercamiento con mi baile más torpe que el de ella. Hubo un momento que estuvimos tan cerca que ya solo me acerqué un par de centímetros y la besé. Ella me respondió con un beso suave y profundo que nuevamente me sorprendió... que me enganchó... ¡más de lo que jamás había estado!

No lo podía creer. Había esperado tantos meses para ese momento que no sabía si era real o si de un momento a otro ella cambiaría de actitud y me diría que era un error. Eso no ocurrió... Los años han pasado y hemos pasado por bastantes cosas juntos. Las peripecias y los años que me ha llevado para que ella acepte la "etiqueta" de "novia", los ascensos y descensos de nuestra relación independientemente de nuestros niveles de feniletilamina (ver "química del amor" más adelante), etc., son dignos de contarse por separado. Pero esa... ¡esa es otra historia!

Hoy sé que no tuve mucho avance por lo que hice de lado. No me ayudó haber dudado e intentar hacer las cosas "diferente". No me ayudó invitarla a salir con actitud dudosa, no me ayudó no haberle ofrecido alcohol la primera vez, no me ayudó ser siempre el primero en saludar en los chats, no me ayudó haber saltado con mi historia sobre un libro de conquistas (desde la primera cita), etc. Fue más bien todo lo que decidí SI hacer y los avances personales que ya eran parte de mi personalidad lo que me conservó en el radar de ella (me enteré por pláticas posteriores con ella). En algún momento me di cuenta que mis emociones y mi superyó me habían puesto una zancadilla y decidí aplicar con ella todo aquello que en su momento omití. Actualmente llevo casi cuatro años con ella. Confieso que la adoro y también confieso que por dudar estuve a punto de dejarla ir y tuve la suerte de que se dieran algunas circunstancias favorables, como haber iniciado mi rotación por pediatría al mismo tiempo que llegaba ella como interna. Lo cierto es que estuve a punto de desaprovechar esas circunstancias favorables y aún en estas condiciones hubiera fracasado si no hubiera seguido el método. Todo esto me llevó a meditar, investigar y tomar en cuenta las relaciones formales en este libro. Ella, sin saberlo, es coautora junto conmigo de esta sección, la cual sigues leyendo porque seguramente has encontrado a alguien que ha desequilibrado tu mundo como ella movió el mío.

Pues bien, las conclusiones son las siguientes:

Yo diría que el límite preciso entre formal e informal no existe. Es más bien algo gradual. Imagina una línea continua que te lleve desde el extremo de la informalidad hasta el otro extremo. En este último está el matrimonio, más formal que eso es difícil. Si lo graficamos obtenemos la siguiente imagen:

Relación liberal −▶ Matrimonio
Noviazgo → Noviazgo/compromiso

Ahora que tenemos la imagen asignemos valor 0 a la relación liberal y valor 10 al matrimonio. Mi planteamiento consiste en que no puedes saltar de 0 a 10. Tienes que avanzar de uno en uno. Esto implica mayor paciencia y ciertos tiempos (a diferencia de una relación liberal donde pretendes llegar a la cama en una sola cita) pero a la larga te ahorra tiempo y desequilibrios emocionales.

Si yo te aconsejara que te casaras con quien tus padres elijan aunque no conozcas a la chica ¿Qué tan lógico te parecería? A menos que seas de una cultura en la que esto sea costumbre seguramente te parecerá completamente desquiciado. Y qué tal si te aconsejo que te acerques a la chica que más te guste y sin previa relación amorosa le saltes con un anillo de compromiso. ¿Qué tan lógico te parece y cuál crees que sería la reacción de ella? Es evidente que las 2 situaciones que plantee están mal, que estás saltando pasos.

Parece menos evidente cuando tienes una amiga que te gusta pedirle que sea tu novia. El problema es esa pequeña cuestión llamada *"brecha de percepción"* de la que ya hablamos. Si pensaste que la relación liberal era lo más bajo de la línea continua es porque te falto considerar lo que hay antes de la línea. Tú quieres que la chica te vea como un posible candidato para relación amorosa pero tu amiga muy probablemente te ve como un "buen amigo", o muchísimo peor… su "amiga". Esa es una "brecha de percepción gigante." Si hay cierta confianza y te cuenta algunas intimidades ocasionalmente puedes decir que eres su amigo, pero si la confianza es extrema y te pide opinión sobre que ropa ponerse para salir con otros hombres y como va su vida sexual con ellos entonces ya eres su "amiga". Si lo graficamos nuevamente entonces quedaría así:

"Amiga"→ amigo→Relación liberal ▬ ▬ ▬ ▬ ▬ ▬ ▬ ▬ ▬ ▬ ▬ ▬ ➤ Matrimonio
                    Noviazgo → Noviazgo/compromiso
              -5   -1   0   5   7.5   10

Entonces si quieres pasar de amigo al noviazgo también estás brincando pasos. Ya hablamos de programación neurolingüística. Si tu amiga ya está "programada" para verte como amigo (o "amiga") es más difícil cambiar su programación. No digo que sea imposible. Varios amigos así han empezado sus relaciones (y algunos incluso están casados ya). De hecho, nada es absoluto en cuestión de relaciones románticas. Pero si suele volverse más difícil y les toma más tiempo. Debes generar el "deseo" en ella. Por eso mi consejo es que olvides eso de "ser amigos primero". Mi consejo es ir por la relación liberal primero, que sepa que tu interés en ella es romántico desde un principio, o que lo dude, pero que no sienta que estás ahí "seguro". Ni como amigo ni como "fiel" pretendiente. Haz todo lo que ya has aprendido. Inicia como si se tratara de cualquier otra relación (ver capítulos previos). Trata de no dejar que tus emociones te dominen al principio porque te pueden sabotear. Aprovecha y disfruta la fase de la relación liberal, conoce a tu chica lo más posible para que decidas si vale la pena el compromiso. Además entre más tardes para pedírselo la carcomerá la duda, le picará un poquito su orgullo y te verá un poco más como alguien misterioso e interesante. El hecho de tener algo que ver contigo y que no le pidas nada formal de pronto le hará desearlo más, ya sea consciente o inconscientemente.

En conclusión entonces, si deseas iniciar una relación formal debes hacer exactamente lo mismo que se ha descrito en capítulos previos para relaciones informales. Lo que es distinto es el tiempo que continuas saliendo con la chica y la frecuencia de esto mismo. En las relaciones liberales es mejor poner cierta distancia, durar días o hasta un par de semanas para volver a ver la chica. Si pretendes ser más formal, vela todos los días si te es posible. Una vez que hayas establecido una relación informal espera el tiempo que creas prudente para sugerirle que sea tu novia. El tiempo que debes dejar transcurrir no es tan importante como el hecho de que establezcas una relación informal primero. Procura utilizar este tiempo para deslindarte de relaciones previas que no pretendes formalizar. Puede ser una semana o dos o hasta unos meses.

Si piensas tener varias parejas sin compromiso a la vez, también difiere un poco los lugares donde se verán. El hecho de que seas visto en público con muchas mujeres, contrario a lo que puedes pensar, puede elevar tu status social. Serás fuertemente criticado pero atraerás atención. Sin embargo, también tiene su lado negativo. Atraerás más atención pero también te generarás más conflictos con tus otras parejas (por muy liberal que sea la relación) y así como te puede abrir puertas ese "status social" también te puede cerrar otras. Te crearás mala fama y si en un momento determinado encuentras a tu mujer ideal dependes de la suerte porque quizá esa sea una de las puertas que se te cierre. O quizá no. Tú decide si es un riesgo que quieres correr. En lo personal, creo en la discreción (obviamente hay personas contadas con quien tienes más confianza). Si compartes mi filosofía entonces aprovecha si tienes amigas que se hayan mudado a otra ciudad. Ir a otra parte donde no te conocen permite visitar lugares más públicos, andar más libremente. Si estás con varias personas en una misma ciudad, cuando salgas con una de tus amigas procura no ir a solas. Vayan con más gente y minimiza el contacto físico en público. Es después cuando te ofreces a darle un aventón y el contacto es cuando ya no estás en público. El hecho de que salgas con 8 amigos al bar no quiere decir que los otros 6 sepan que estás durmiendo con una del grupo. De igual forma si sales a solas es bueno contar con carro y un lugar propio. No necesitas a fuerza desarrollar tus citas en público.

En contra parte, si se trata de una relación informal única o que pretendes formalizar, entonces no dudes en ir a algún lado público. Visita cafés, bares o antros por igual. No importa que te vean a solas con ella. Si ya formalizaste tus muestras de afecto y romanticismo también pueden ser más abiertas.

De aquí en adelante solo te puedo aconsejar que no olvides seguir haciendo PNL positiva durante toda tu relación cada que te sea posible. Si decides avanzar hacia la formalidad de un anillo de compromiso y/o matrimonio nadie sabrá mejor que tu cuando hacerlo. ¡Suerte!

La química del amor

La Dra. Donatella Marazziti, psiquiatra de la Universidad de Pisa, en Italia, afirma que luego de unos tragos nos sentimos atraídos hacia alguna persona con cierta facilidad. Esto es porque el alcohol reduce los niveles de serotonina en el cerebro, lo cual crea una ilusión de "belleza" (por eso cuando estén solos, dale alcohol, ¡si eres feo es un salvavidas!). Sin embargo al despertar al día siguiente el efecto "quita lo feo" que genera la ingesta de licor ha desaparecido y es cuando te preguntas cómo pudiste haber hecho semejante salvajada.

Pero más allá de la atracción física, ¿Por qué nos enamoramos de una persona determinada y no de otra? Innumerables investigaciones demuestran lo decisivo de los recuerdos infantiles (conscientes e inconscientes) y la PNL previa. De acuerdo al sexólogo John Money una persona desarrolla mapas y circuitos cerebrales, que determinan esto último, desde los 5 a 8 años de vida.

El término "la química del amor" es acertado en el sentido de que en la cadena de reacciones emocionales hay una cascada de descargas eléctricas neuronales y hay liberación de hormonas y otras sustancias químicas (neurotransmisores excitatorios e inhibitorios). Estas sustancias son las que hacen que nuestras emociones descontrolen nuestra a nuestra razón y explican en buena parte los signos de enamoramiento (algunos mencionados en el apartado de lenguaje corporal).

Por ejemplo:

Un hombre logra salir con la mujer de sus sueños. La encuentra excesivamente hermosa y perfecta. La tiene frente a sí y está nervioso. Su sistema nervioso central, a través del hipotálamo, envía un estímulo a las glándulas suprarrenales para que aumenten la producción de adrenalina y noradrenalina. Los efectos que se harían notorios son:

- Taquicardia. El corazón late más aprisa (>100 pulsaciones/minuto).
- La presión arterial sistólica (lo que conocemos como máxima) sube.
- Se liberan grasas y azúcares para aumentar la capacidad muscular.
- Se generan más glóbulos rojos a fin de mejorar el transporte de oxígeno por la corriente sanguínea.

En base a estas observaciones, hace 15 años, se planteó el estudio del amor y sus reacciones bioquímicas. Todo inició con la teoría propuesta por los médicos Donald F. Klein y Michael Lebowitz del Instituto Psiquiátrico de Nueva York. Ellos se encontraban manejando un caso de depresión causado por una desilusión amorosa. Les llamó la atención la tendencia compulsiva a devorar chocolate en cantidades industriales. Cómo el chocolate es especialmente rico en feniletilamina (familiar de las anfetaminas), entonces se plantearon la posibilidad de que fuera una especia de "autotratamiento" para combatir el síndrome de abstinencia por la falta de esa sustancia, así que sugirieron que el cerebro de una persona enamorada producía cantidades importantes de feniletilamina y que provocaría sensaciones y reacciones orgánicas durante el enamoramiento. Estudios posteriores han corroborado dicha teoría.

Al estímulo de la feniletilamina, el cerebro libera dopamina, un neurotransmisor inhibitorio del SNC responsable de la capacidad de desear algo y de repetir un comportamiento que genera placer (parte, claro está, de la llamada PNL). Así mismo se libera norepinefrina y oxitocina (que además de provocar contracciones uterinas durante el trabajo de parto y estimular la secreción de la leche, es también un mensajero químico del deseo sexual).

La Dra. Helen Fisher, antropóloga de la Universidad de Rutgers (autora de The Anatomy of Love), describió al enamoramiento en dos etapas las cuales también van ligadas a la producción de sustancias especificas en el cuerpo según la fase de que se trate:

1. La lujuria, se entiende como un fuerte deseo de relacionarse sexualmente y se asocia con la elevación en el organismo de Testosterona
2. La atracción afectiva, el amor así como el deseo de formar una relación a largo plazo, se acompañan de un incremento en los niveles de dopamina y norepinefrina y a su vez una disminución en los niveles de Serotonina.

La combinación de estos neurotransmisores es responsable de que las personas duren horas haciendo el amor o conversando sin sentirse cansados. En otras palabras, causan esa sensación de enamoramiento.

Ortega y Gasset, nombraron ese estado de enamoramiento como una "imbecilidad transitoria". Ellos afirman que dicho estado no se puede mantener bioquímicamente por mucho tiempo. La actividad de la feniletilamina tiene una duración variable según diversos autores. Mientras que algunos le dan una duración de 6 meses otros son más benevolentes y le otorgan atributos de hasta 3 años. Lo que sí es una constante es que la atracción bioquímica decae. Entonces se genera una situación dicotómica: Separarse o habituarse a muestras de amor más frías y menos frecuentes. Generar una relación de compañerismo, afecto y tolerancia o bien, separarse.

Al pasar el tiempo, el organismo se acostumbra a los efectos de la feniletilamina y en lugar de esa pasión desenfrenada se adquiere un sentimiento de seguridad, estabilidad y paz. Esta es una segunda fase que también tiene interacciones bioquímicas. Sin embargo, ahora el centro de dicha interacción son las llamadas endorfinas. Las endorfinas son compuestos orgánicos similares a la morfina (familia de los opiáceos). Estas sustancias confieren una sensación de bienestar.

Desde el punto de vista social, para conservar a tu pareja, es necesario buscar interacciones de convivencia, intereses mutuos, experiencias renovadoras, etc. Ya que si estos no se han establecido, al descender los niveles de FEA, habrá cada vez menos enamoramiento hasta que la relación deje de ser sustentable. En, otras palabras, no podemos dejar todo en manos de la bioquímica. Hay que nutrir de manera consciente la relación si es que deseas que esta perdure (haz PNL positiva y busca experiencias nuevas SIEMPRE).

Según Arthur Sazbo (parte de un estudio que ha analizado los efectos del beso matinal), los hombres que besan a sus esposas por la mañana tienen un índice menor de incapacidad por enfermedad, tienen menos accidentes de tráfico, ganan cerca de un 30% más e incrementan la esperanza de vida alrededor de 5 años. Considero esto último un buen estímulo para trabajar en la relación de pareja.

Es bueno que sepas esto considerando que la tasa actual de divorcios alcanza hasta más del 50% (en mi estado es cerca del 70%). La razón puede estar vinculada a que se le deja todo a la bioquímica y se trabaja poco en la mejoría de nuestras relaciones. Así que si de verdad pretendes embarcarte en una relación formal, considera todo lo anterior antes de decidir casarte tras 2 ¡larguísimos meses de noviazgo! Y por otro lado, si ya tienes una relación estable procura nutrirla, de otro modo estarás jugándote tu relación a cara o cruz. ¡Tú decides!

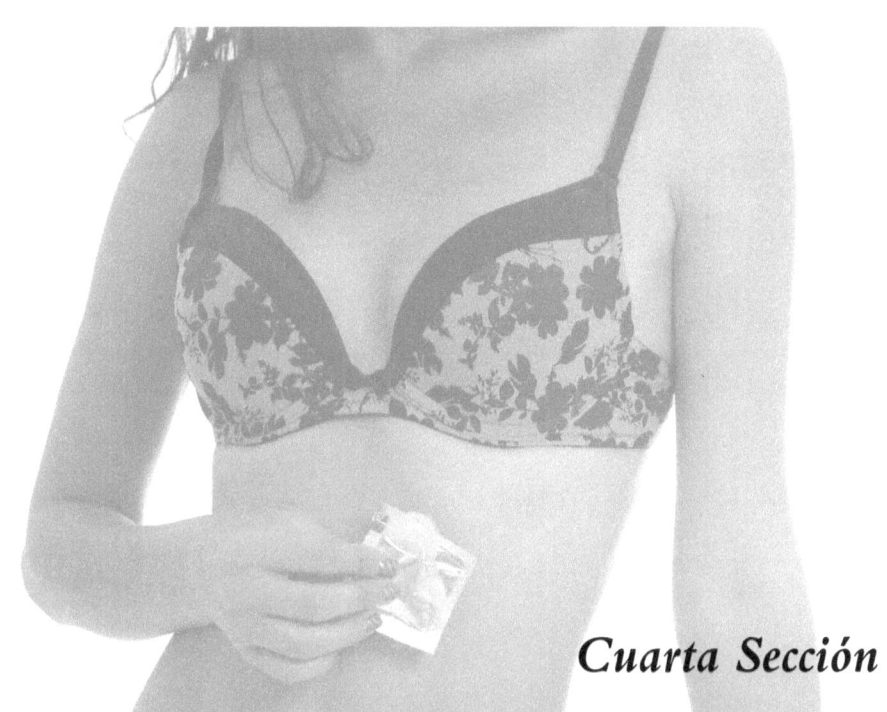

Cuarta Sección

Educación Sexual

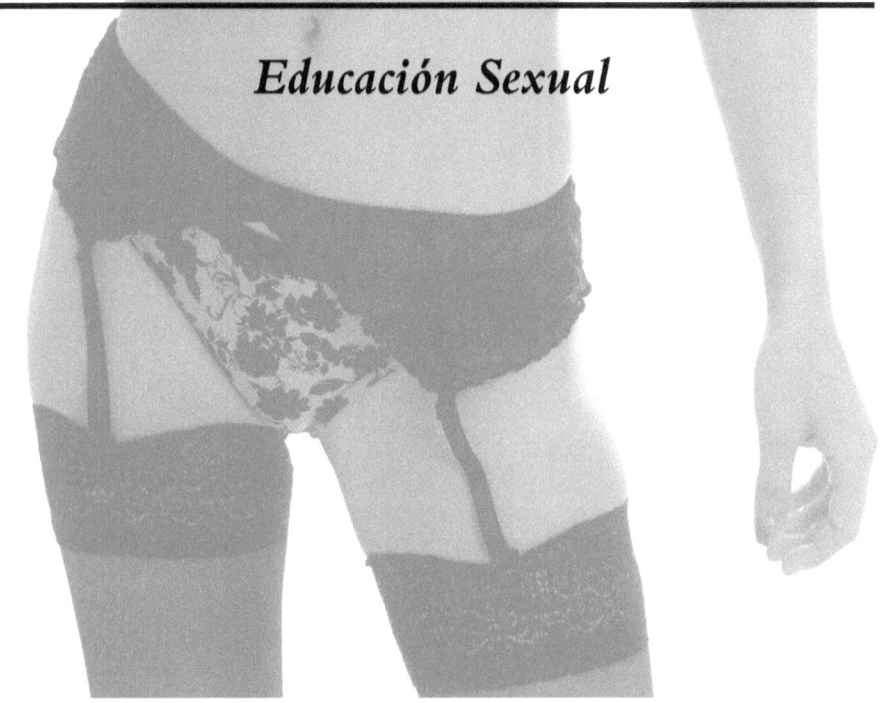

Capítulo 9

Trastornos de la sexualidad

Son múltiples los trastornos que nos pueden ocupar, sin embargo es lo que gira al entorno al orgasmo lo que más suele preocupar a las personas. Por un lado la aparente dificultad de algunas mujeres para alcanzarlo y por otro la opuesta facilidad con la que muchos hombres lo logran y peor aún, la sinergia de estas dos situaciones. Nos enfocaremos por ello un poco más a los trastornos orgásmicos aunque veremos también que puede haber trastornos en cada una de las fases descritas por Masters y Johnson.

Trastornos sexuales en la mujer

Comencemos pues, comentando sobre la mujer. En ellas la principal queja es la dificultad para lograr el orgasmo. Cabe aclarar primeramente que el simple hecho de que una mujer no llegue a alcanzar el orgasmo NO es indicativo de que este enferma o que algo este mal. Las mujeres, como ya mencione antes, requieren de mayor tiempo de estímulo para alcanzar el orgasmo (en términos generales, pero no absolutos). Entonces antes de alarmarte ten en cuenta que no todo acto sexual lleva a la mujer al orgasmo. Tampoco sobrevalores el orgasmo. El hecho de que no lo haya alcanzado, no forzosamente indica que no le haya parecido placentero o que no le gustó (aunque esto también debes platicarlo con tu pareja).

Ahora bien, la anorgasmia es sin duda el problema número uno en cuanto a trastornos de las fases sexuales se refiere. Es la etapa del acto sexual donde las mujeres reportan mayor número de insatisfacción.

Posibles problemas de la fase orgásmica

La anorgasmia se define como una falla de la fase orgásmica. Una incapacidad para alcanzar el orgasmo durante el acto sexual (o a pesar del adecuado estimulo sexual) aunque se conserve una fase del deseo y excitación sin trastornos. Se le puede dividir en 2 clases, primaria o secundaria. Anorgasmia primaria indica que la mujer nunca ha sido capaz de alcanzar el orgasmo. Anorgasmia secundaria indica que antes ha logrado tener orgasmos en el pasado pero han dejado de experimentarlos en forma recurrente.

Las causas pueden ser diversas. Generalmente no hay explicaciones orgánicas. Lo más común es que estas fallas sean de origen psicógeno. Puede ser por actos tan inocentes como el hecho de que la mujer tome el rol de una "espectadora pasiva", quedando todo el acto sexual en manos del hombre (sin que ella "trabaje" en su orgasmo) o la misma presión del hombre para que alcance el orgasmo, hasta eventos de gran seriedad como alguna clase de abuso sexual en el pasado. Cualquier evento que cause ansiedad en la mujer puede interferir en el logro de su orgasmo y a su vez esto desencadena mayor ansiedad por desempeño que puede dificultarlo aún más.

No es necesario sobrevalorar el orgasmo ni centrar todo el acto sexual en lograr el "desenlace perfecto", tampoco cuestionar el desempeño sexual tuyo o de tu chica ni generar más ansiedad, pero si tu chica o tú creen que puede sufrir algún trastorno de esta fase es necesario ir con un experto.

El estrés que puede generar "creer" que estamos enfermos o que no somos normales, en lo que a la sexualidad se refiere, puede provocar tanto estrés que el cuerpo acaba por dar signos y síntomas (es lo que se llama un trastorno somatomorfo por ansiedad). A mi consulta general llegaron alguna vez mujeres con fuertes cefaleas (Dolores de cabeza), insomnio, sensación de opresión torácica y disnea (sienten que no pueden respirar), sensación de palpitaciones y franca ansiedad. Todo esto último como resultado del estrés y la problemática que desencadena en sus casas el tener algún problema en su vida íntima. Sin embargo, NO somos los médicos los expertos en este tema y algunos ni siquiera se preocupan por indagar en la causa de dicha ansiedad; solo hacen una prescripción por ansiolíticos y se acabó. Desde el punto de vista psicológico, eso es solo enmascarar el cuadro. No siempre es malo el uso de estos medicamentos, pero en ocasiones no resuelven el problema de fondo. Por eso es necesario el trabajo interdisciplinario entre médicos y psicoanalistas.

¿Qué hacer en esta situación?

Para comenzar, este trabajo entra mucho en relaciones liberales y muy probablemente de menor duración a la suficiente para preocuparse por esta situación. No podemos hablar de una anorgasmia porque en un acto sexual no se logró el orgasmo. Si esta es la situación tranquilízate. No es mandatorio que la chica llegue al orgasmo la primera o la segunda ocasión. Puede ser que no lo logre y le guste el sexo contigo de todas formas. Si tu caso no es el de una relación con una pareja estable con problemas de pareja cuyo origen sea esta causa, entonces relájate, esta sección del libro no es para ti.

Si por el contrario llevas tiempo en una relación y la ausencia de orgasmos de tu chica está ocasionando desequilibrios en tu relación entonces busca ayuda de un psicoanalista o un sexólogo. No es nada para tener pena. Es de hecho la queja más común de las mujeres (en área sexual, por supuesto). La gran mayoría de las veces se logran resultados satisfactorios pero deben entender que es un proceso y que no culmina de un día al otro. Si la molestia se acompaña de mucha ansiedad y molestias "físicas", visitar al médico también resulta de ayuda. Consideren que el acto sexual puede disfrutarse de varias maneras y despeguen su atención del orgasmo, enfóquense en su momento y uno en el otro únicamente.

Anorgasmia Vs. Frigidez

Hasta la década de los 70 se consideraba a una mujer con dificultad para alcanzar el orgasmo como frígida. Sin embargo, la frigidez se caracteriza por la falta absoluta de deseo sexual y la incapacidad para responder los estímulos sexuales. En realidad, aunque la anorgasmia es lo común, puede haber trastornos en cualquiera de las fases sexuales. Por ejemplo, una mujer puede sentir *deseo* de tener relaciones pero una vez que las tiene no logra una adecuada *excitación* (lo que puede ser solo a nivel psicógeno o traducirse en una mala lubricación y deficientes cambios físicos que dificultan el coito). De la misma forma una mujer puede simplemente tener deficiencia o ausencia de su *deseo* de tener sexo.

Existen posibles problemas a nivel físico que no deben confundirse con frigidez. La ***dispareunia*** por ejemplo, es un dolor pélvico que se relaciona con el acto sexual o con la penetración. Si hay dolor al penetrar a una chica, no es porque sea frígida o esté fingiendo, se debe considerar problemas como una infección cervicovaginal, enfermedad pélvica inflamatoria, endometriosis, etc. También cabe mencionar el término vaginismo. ***Vaginismo*** es una contracción involuntaria del tercio externo de la vagina que también puede ocasionar dolor. Este último muchas veces también es de origen psicógeno y genera angustia a la chica. Por otro lado, puede darse el caso, de que la relación sexual se dificulte por desequilibrios hormonales aunque no es muy común en mujeres jóvenes, este es más bien el caso de las mujeres que han pasado por el climaterio y la menopausia. Lo recomendable en cualquiera de estos casos es visitar al médico o al ginecólogo.

Trastornos sexuales en el hombre

Las disfunciones sexuales en el hombre pueden tener un origen orgánico, fisiológico o psicológico. Aquí haré énfasis en 2 de los que más preocupan pero la lista es más amplia:

- ***Disfunción eréctil***
- ***Eyaculación precoz*** / eyaculación retardada
- Anorgasmia
- Dispareunia (dolor durante el coito)
- Priapismo
- Trastornos del deseo sexual

Estas disfunciones pueden presentarse en cualquiera de las fases de Masters y Johnson que ya comenté. Pueden afectar la autoestima, la vida de pareja y el adecuado desarrollo de la vida sexual de la misma.

Disfunción eréctil

De manera incorrecta (y tal vez hasta agresiva) comúnmente se utiliza el término "impotencia sexual" para referirse a este trastorno.

Sin embargo es incorrecto. NO necesariamente es la incapacidad para llevar a cabo el coito, sino simplemente la dificultad para lograr y para mantener el pene erecto, independientemente del deseo o la excitación. La disfunción eréctil se hace más frecuente conforme se envejece, sin embargo ni es considerado algo "normal" por ser viejo, ni es exclusivo de los ancianos.

La disfunción eréctil puede ser el reflejo de algún problema de salud, por ejemplo neuropatía (daño al nervio) por una diabetes mal manejada, o aterosclerosis de las arterias (vasos sanguíneos tapados), etc. Sin embargo, en el paciente joven más del 80% suele ser de origen psicológico, por factores de estrés.

El tratamiento dependerá de la edad, las enfermedades crónicas que haya de fondo y la causa, pero generalmente es suficiente con medidas higiénico-dietéticas. Alimentación sana, ejercicio, fumar y tomar menos así como dormir adecuadamente. Si es que hay factores de estrés, localizarlos y hacer algo al respecto. Además actualmente hay varias opciones farmacológicas como son el viagra, levitra y cialis (que deben estar prescritos ya que en pacientes con problemas de tensión arterial o cardiopatías son peligrosos).

Ante todo comunicación con la pareja, y calma. NO suele ser un problema grande así que relax. Este es el primer paso para mejorar.

Eyaculación precoz

Este se puede considerar una falla de la fase del orgasmo y se debe a una falta de control sobre el reflejo eyaculatorio. Masters y Johnson fueron algo estrictos para hablar al respecto y definieron que un hombre sufre de eyaculación precoz si llega a la eyaculación antes de que su pareja logre llegar al orgasmo en más del 50% de sus relaciones sexuales. Es una definición que no estipula tiempo alguno, solo compara el tiempo de orgasmo entre la propia pareja. Algunos otros definen a la eyaculación precoz como aquella que ocurre a los 2 minutos, o menos, tras haber iniciado el acto sexual.

Hay estudios que arrojan que más del 70% de los hombres eyacularán precozmente por lo menos una vez en su vida. Entonces, el problema no es la ocurrencia del hecho como algo aislado, sino la persistencia de este.

Sin entrar mucho en detalle, se cree que el neurotransmisor llamado serotonina está implicado en la eyaculación precoz, sin embargo existen distintos tipos de eyaculación precoz. La eyaculación precoz primaria es aquella que existe desde la primera relación sexual y nunca ha mejorado. La eyaculación precoz secundaria es aquella que se presenta tras un periodo de tiempo con eyaculaciones normales. Es común que haya trastornos alrededor de la eyaculación en las primeras sesiones sexuales de los adolescentes. Conforme pasa el tiempo se van normalizando.

El tratamiento depende de la severidad y las causas. Cuando se debe a la ansiedad que genera el propio desempeño sexual, por ejemplo, pueden ser efectivos los inhibidores de la fosfodiesterasa, como levitra y como viagra o cialis. Si existen trastornos alrededor de la serotonina, se pueden aplicar algunos fármacos llamados inhibidores selectivos la recaptura de serotonina. En otros casos será necesario terapia psicológica y ejercicios perineales.

Si consideras que sufres algún trastorno sexual, el especialista encargado de esto es un urólogo o un sexólogo. No dudes en buscar uno y hacer la pena a un lado. Por pena puedes estar cargando un peso que en realidad es algo fácil de resolver. Ya sea que el trastorno lo sufras tú o tu pareja, no dudes nunca en hablarlo con ella y buscar ayuda con profesionales de la salud.

Capítulo 10

Los Métodos Anticonceptivos

Métodos Anticonceptivos

Ejercer la sexualidad es algo muy natural y como tal he tratado de abordarlo en esta obra. Sin embargo, creo que jamás se podrá hacer suficiente énfasis en las precauciones que se deben tomar para ejercerla de manera responsable. Y, justamente, resultaría irresponsable no tocar el tema de la anticoncepción.

Existen múltiples formas de anticoncepción lo cual es indicativo de que no se ha encontrado un método perfecto aun. Esto debe mantenerse siempre en mente ya que ninguno de los métodos aquí descritos tiene efectividad del 100% aun cuando sean utilizados correctamente. Más aún, si hay fallas en la administración de estos métodos los índices de falla se acrecentan.

Los anticonceptivos se pueden clasificar de varias maneras. De acuerdo a su mecanismo de acción, de acuerdo a su reversibilidad, etc. La clasificación que aquí se muestra trata de englobar todas esas categorías de manera clara y sencilla que permita elegir a cada individuo la que más se le ajuste.

Empecemos por definir que es un método anticonceptivo. Un **método anticonceptivo** es cualquier forma de impedir la fecundación o concepción al mantener relaciones sexuales. También se llama *contracepción* o *anticoncepción*, en el sentido de ser formas de control de la natalidad. Se pueden clasificar como métodos naturales y métodos NO naturales.

Dentro de los métodos naturales tenemos:

1. Método de Ogino/Knauss (Ritmo)
2. Coitos interruptus
3. Método de la temperatura basal
4. Método de Billings

Los métodos NO naturales a su vez los podemos describir en subcategorías y dichas subcategorías se desglosan en la sección pertinente.

1. Métodos de barrera
2. Métodos químicos
3. Métodos hormonales
4. Dispositivo intrauterino.
5. Métodos irreversibles

Dentro de cada una de estas subcategorías hay varias opciones las cuales se comentan más adelante.

MÉTODOS NATURALES

Los métodos naturales de conocimiento de la fertilidad, se basan en la observación de síntomas asociados a los procesos fisiológicos que dan lugar a la ovulación y a la adaptación de la sexualidad a las fases fértiles o infértiles del ciclo en función de que se quiera o no un embarazo. Entre los métodos predictivos que destacan en esta categoría están el método de Ogino/Knauss, que explicaremos más adelante y algunas técnicas ancestrales como el *Coitus interruptus*.

La Organización Mundial de la Salud clasifica los métodos modernos de planificación familiar natural como *buenos* o *muy buenos*, con valores de índice de Pearl menores de 1. Estos métodos de planificación familiar son especialmente aptos para aquellas personas que tienen apegos religiosos, particularmente promovidos por la Iglesia Católica, lo cual está registrado en la "Encíclica Humanae Vitae" Escrita por el papa Pablo VI y publicada en 1968. Son métodos que, para que puedan ser utilizados como métodos relativamente seguros de control de la fertilidad, requieren cierto grado de disciplina. La desventaja de estos métodos es que no previenen las ETS (Enfermedades de Transmisión Sexual) incluyendo el VIH y SIDA.

Coitus interruptus

Es el primero y más antiguo de todos los métodos naturales; su nombre es muy sugestivo de lo que trata, éste se basa en que el hombre debe retirar el pene de la vagina de la mujer antes de eyacular. Por sí mismo no se garantiza su eficacia ya que durante todo el coito se liberan cantidades variables de semen que colaboran con la lubricación del acto sexual, pero también contribuyen con cantidades variables de espermatozoides que podrían llegar a fecundar.

Método Ogino-Knauss

Es preciso recordar la fisiología del ciclo menstrual para aplicar de la manera más precisa el método. Dicho tema ya fue desarrollado en capítulos anteriores (ver "fisiología de la reproducción y apetito sexual femenino"). El método Ogino-Knauss, determina que no deben mantenerse relaciones sexuales durante los días más fértiles de la mujer, días que se calculan según las fechas de inicio del periodo en la mujer.

Este método consiste en no mantener relaciones sexuales con coito durante los días fértiles de la mujer. Para ello debemos saber que un óvulo vive 48 horas, mientras que la vida de un espermatozoide oscila entre 48 y 72 horas, lo que quiere decir que evitaremos el coito entre los cuatro días precedentes a la fecha probable de ovulación y los 4 días siguientes a ésta. Dicho margen es además porque no siempre se puede determinar el día EXACTO de ovulación.

Para utilizar este método correctamente, es preciso que la mujer sepa con exactitud cuáles son estos días, para ello deberá apuntar las fechas de los últimos doce ciclos menstruales. El primer día del ciclo será, el primer día de la menstruación, y el último día del ciclo, el día anterior a la próxima regla.

Una vez tenemos apuntados los 12 últimos ciclos, ya podemos iniciar los cálculos: deberás restar 19 al número de días del ciclo más corto y 11 al número de días del ciclo más largo (Formula C- 19 y L-11), el período comprendido entre estos dos días, es lo que llamamos el período fértil de la mujer, es decir, el período en el que debes evitar todo tipo de relaciones con coito. Por ejemplo, supongamos que los 12 ciclos anteriores fueron de 28, 27, 31, 32, 28, 30, 29, 32, 30, 28, 32 y 28 días. El más corto es de 27 días y el más largo de 32. Entonces tenemos 27 - 19 = 8 y 32 - 11 = 21, de forma que por este método la pareja seria fértil del día 8 al 21 y si desea posponer el embarazo puede tener relaciones desde el primer día de la menstruación hasta el 8vo, y a partir del 8vo debe guardar abstinencia sexual hasta el 21, a partir del cual puede reanudar las relaciones.

Este método, igual que todos, tiene sus desventajas y entre sus inconvenientes podemos mencionar:

1. Hay que llevar un control continuado del ciclo menstrual, y realizar los cálculos siempre respecto a los últimos doce meses, lo que puede resultar un tanto pesado.
2. Y que dicha planificación, condiciona un poco la espontaneidad de nuestras relaciones sexuales.

Este método sólo puede ser utilizado por aquellas mujeres que tengan ciclos regulares, pues de lo contrario, sería complicado seguirlo y su eficacia se vería drásticamente reducida. En mujeres con un ciclo menstrual regular su eficacia oscila entre el 70% y el 90%.

Temperatura basal

El método de la temperatura basal, se basa en que la mujer debe tomarse la temperatura cada día a la misma hora y de esta forma sabremos cual es el día en que ovula, que coincide con el de la temperatura más baja.

Este método, al igual que el anterior, consiste en averiguar los días fértiles de tu pareja, para así evitar el coito durante ellos. Para ello la mujer deberá tomarse la temperatura, ya sea por vía vaginal o rectal, cada mañana a la misma hora, en ayunas y antes de levantarte.

Observarán que la temperatura baja en los días posteriores a la regla, luego sube y permanece alta hasta la siguiente menstruación, exceptuando los días precedentes a la ovulación, en que baja mucho más todavía. Es decir, los días en que la temperatura permanece baja, son los días fértiles, por lo que podemos decir que el período seguro comienza el tercer día consecutivo en el que haya subido la temperatura.

Estos cambios de temperatura vaginal, son debidos a que en la primera fase del ciclo circulan más estrógenos que en la segunda, en la que entra en juego la progesterona.

Para controlar la temperatura, deben contar con la ayuda de un termómetro capaz de detectar pequeños cambios (medio grado).

Los inconvenientes de este método son:

1. Limita nuestra libertad sexual.
2. Un aumento de temperatura corporal, por otra causa, por ejemplo una infección subclínica, podría conducirnos a error, lo que resta fiabilidad al método.

Para aumentar la precisión de este método se puede combinar con otro método llamado "método de Billings" que se describe a continuación.

Método de Billings

También se le conoce como método del moco cervical, porque consiste en determinar los días fértiles a partir de la observación de éste. Después de la menstruación, no existe, son los denominados días secos. Después de esto aparece gradualmente una sensación de humedad una mucosidad pegajosa. Estos son los denominados días fértiles, hasta llegar a un "día pico", a partir del cual el moco se vuelve más opaco y pegajoso, días en que aún es posible la fecundidad pero es menor y en descenso.

Después del cuarto día aproximadamente (después del día pico), comienza el período infértil, en el cual se pueden tener relaciones sexuales con mayor seguridad.

No es recomendable que se utilice este método hasta que la mujer sea capaz de reconocer la diferencia en la consistencia y filantez del moco entre los días fértiles y los no fértiles. También es recomendable no utilizar este método si se va a utilizar un método no natural como el hormonal, porque estos métodos alteran la consistencia del moco (como se verá más adelante) y reduce la fiabilidad del método. Si planeas utilizar preservativo u hormonales es mejor apegarse a dichos métodos y cumplirlos de manera íntegra.

Para poder ver la consistencia del moco basta con recoger un poco con los dedos a la entrada de la vagina, siendo cuidadosa de no producir excoriaciones con las unas, y sostener el moco entre dos dedos. Ahí se podrá apreciar la filantez y elasticidad del moco. El moco vaginal sostenido entre los dedos podrá ser estirado sin romperse más de lo que habitualmente se logra, en ocasiones cerca de entre 10 y 12 cm.

Se deben observar a diario los cambios, tanto en textura como en la sensación que se produce. Es importante, como ya se mencionó tener en cuenta que el uso de hormonas, preservativos, duchas vaginales etc., pueden alterar la consistencia del moco.

Algunos autores estipulan que los métodos naturales no son recomendables por falta de eficacia. Es indudablemente cierto que no son los métodos más eficaces por sí mismos. Pero La combinación de varios a la vez incrementa su eficacia considerablemente. Por ejemplo se puede complementar el método de Ogino con el coitus interruptus para incrementar la eficacia de ambos. También se puede combinar la técnica de la temperatura basal con el método de Billings y el coitus interruptus a la vez, lo que resulta en un rango de seguridad mucho muy incrementado.

- *Método de la amenorrea de la lactancia (MELA):* La prolactina es una hormona inhibidora de la ovulación, por lo que después de parto existe un período más o menos largo de inactividad ovárica y, por tanto, de infertilidad. Dicho tiempo de infertilidad depende básicamente de si la mujer amamanta o no al bebé, así como de la intensidad de la lactancia materna. Esto último es índice de la cantidad de prolactina. Sin embargo, este es un método no seguro ya que la ovulación puede llegar a ocurrir aun en presencia de lactancia y la mujer solo se dará cuenta si es que aparece la menstruación, pero incluso antes de que esta aparezca existe el riesgo de embarazo.

MÉTODOS NO NATURALES

MÉTODOS DE BARRERA

Los métodos de barrera, como su nombre lo dice, impiden la entrada de esperma a la vagina. Podemos nombrar el preservativo masculino como el máximo ejemplo, pero también existe un preservativo femenino.

Preservativo (condón)

Los preservativos (condones) son recubrimientos delgados de látex, vinilo o productos naturales que se colocan sobre el pene erecto. Los condones masculinos pueden ser tratados con espermicida (generalmente nonoxinol-9) para ofrecer mayor protección. Estos impiden que los espermatozoides tengan acceso al aparato reproductivo femenino e impiden que los microorganismos (ETS, incluyendo el VIH y el SIDA) pasen de un miembro de la pareja a otro (sólo los condones de látex y vinilo.)

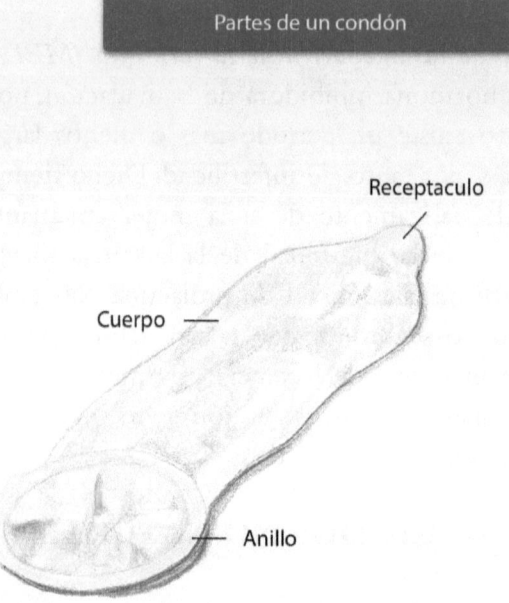

Partes de un condón

Receptaculo

Cuerpo

Anillo

10.1 Partes de un condón.

Merece especial atención este método ya que es de los métodos donde tienes mayor participación. No puedes llevar control estricto de los cambios del cuerpo de tu pareja ni puedes decidir a que hora ella toma la píldora, etc. En esos métodos la principal involucrada es ella. En cambio si puedes tener un preservativo a la mano y decidir si te lo pones o no. Es sumamente importante que sepas como colocarlo para no tener fallas y disminuir al máximo el riesgo de embarazo o contagio de alguna ETS.

Lo ideal es mantener el preservativo en un lugar fresco, alejado del sol o de la fricción o cualquier tipo de maltrato. Seamos realistas. El único lugar donde lo puedes mantener así es un cajón. El cajón está bien si vives solo y es junto a tu cama donde te puede servir. Pero si necesitas traer el preservativo contigo, es casi nulo el lugar donde estará a salvo. Los argumentos serán que en la guantera del carro puede sobrecalentarse y dejar de servir. En la cartera se aplastará demasiado y se puede romper con la fricción. Un porta preservativos es demasiado incómodo y obvio para andarlo cargando. Si nos apegamos 100% a esto nunca tendrás un preservativo a la mano cuando lo necesites. Mi consejo es que tengas preservativos en tu cajón o donde no les pase nada, pero por lo menos trae uno contigo. Incluso en la cartera si no encuentras una manera más práctica. Claro que corre riesgo de dañarse, pero es preferible traer un preservativo en la cartera a no traer nada en el momento que lo requieras. Digamos que el que cargues en un lugar así será el preservativo de emergencia. En especial si pretendes tener varias parejas sexuales.

Una vez que se presente la ocasión de utilizarlo las instrucciones son:

1. Abre el sobre con los dedos. No utilices tijeras, uñas o dientes. Esto podría romper o perforar el preservativo. Los sobres de los preservativos tienen los bordes en zig-zag de manera que al jalar se abra fácilmente.
2. Saca el preservativo del sobre e identifica de qué lado se desenrolla (si no lo identificas intentarás ponerlo al revés y al hacerlo puedes contaminarlo con semen).
3. Una vez identificado el lado que debes desenrollar, con una mano sujeta el receptáculo en la punta del preservativo para desalojar el aire mientras con la otra mano desenrollas el preservativo desde la punta del pene ERECTO hacia la base.
4. Después de utilizarlo hay que retirarlo mientras el pene sigue erecto y cuidando no tirar el contenido. Anúdalo y tíralo a la basura. NO lo tires a la taza del baño (ni al piso).

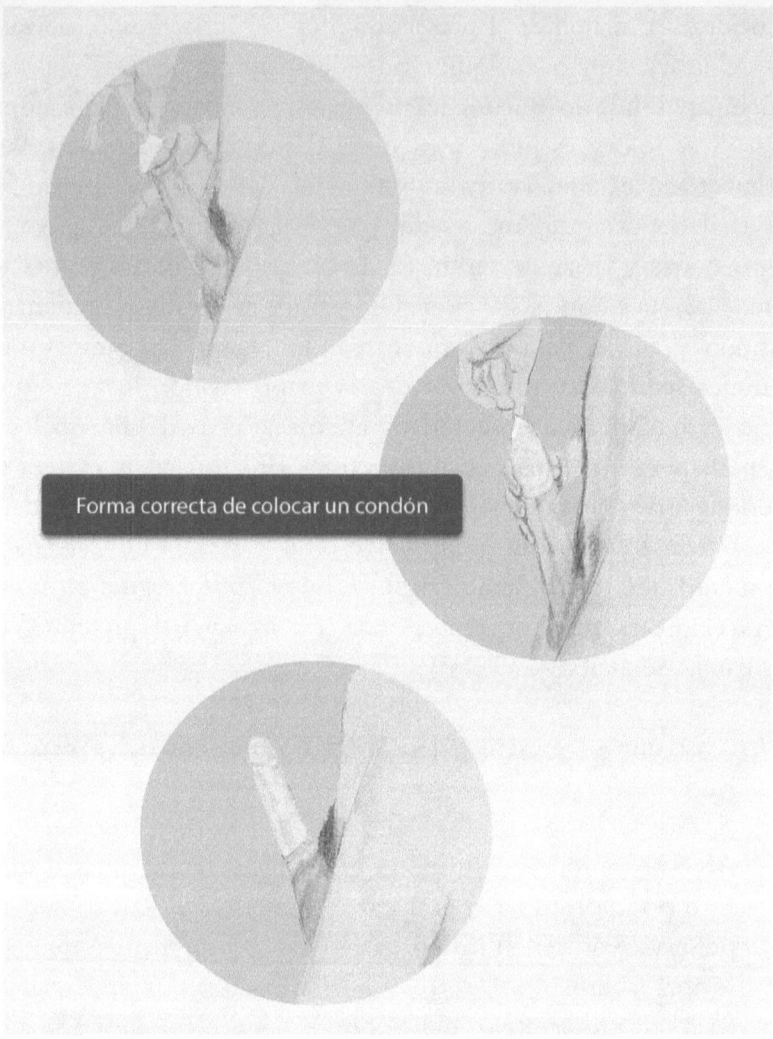

Forma correcta de colocar un condón

10.2 Forma correcta de colocar un condón.

Diafragma

Una variedad más pequeña de éste es el capuchón cervical.

Los condones femeninos son un recubrimiento delgado de plástico poliuretano con aros de poliuretano en extremos opuestos. Estos se introducen en la vagina antes del coito. Al igual que los condones masculinos, los condones femeninos impiden que los espermatozoides tengan acceso al aparato reproductivo femenino e impiden que los microorganismos (ETS, incluyendo el VIH y el SIDA) pasen de un miembro de la pareja a otro.

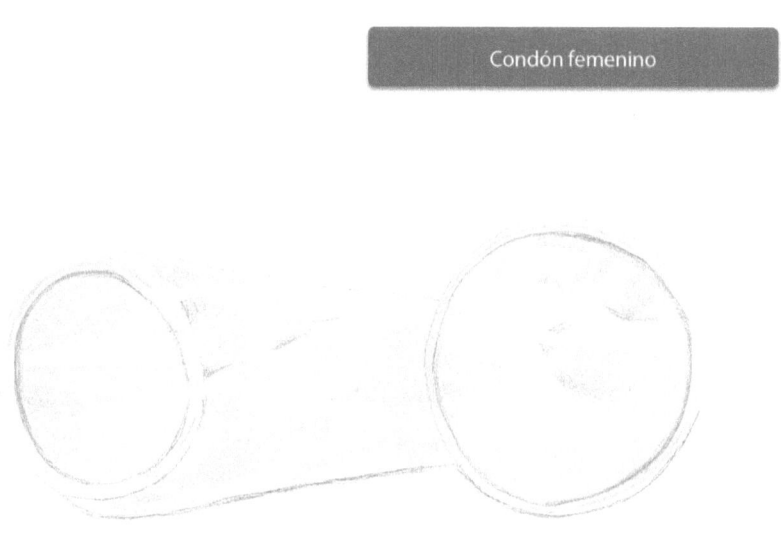

Condón femenino

10.3 Condón femenino.

MÉTODOS QUÍMICOS

Espermicidas

Los espermicidas son productos químicos (por lo general nonoxinol 9) que desactivan o matan a los espermatozoides. Están disponibles en aerosoles (espumas), cremas, tabletas vaginales, supositorios o películas vaginales disolubles. Los espermicidas causan la ruptura de las membranas de los espermatozoides, lo cual disminuye su movimiento (motilidad y movilidad) y por consiguiente su capacidad para fecundar al óvulo.

MÉTODOS HORMONALES

La anticoncepción por medio de hormonas es uno de los métodos más efectivos actualmente y puede ser administrada de diversas formas. Entre sus diferentes presentaciones tenemos la píldora que se administra por vía oral, las ámpulas que se administran intramusculares, el implante que actualmente se está colocando debajo de la piel del brazo (subdérmico), parches dérmicos e incluso existe un endoceptivo liberador de progestágeno que se coloca dentro de la matriz.

Píldora anticonceptiva

La píldora anticonceptiva ha cambiado desde sus orígenes hasta la actualidad. En el presente pueden contener una sola hormona o combinación de varias y en cantidades variables. Su descubrimiento comenzó con el hallazgo del profesor de química Russel Marker. Estando de vacaciones en México, en una selva tropical, el profesor se encontraba experimentando con una planta llamada sapogenina. Esta libera una espuma parecida al jabón al sumergirse en agua. El profesor se interesó al descubrir que la diosgenina de la planta podía transformarse en progesterona mediante procesos químicos. El ñame mexicano o "cabeza de negro" demostró ser una rica fuente de este precursor. Marker no consiguió apoyo de los laboratorios de su país por lo que solicitó apoyo en laboratorios mexicanos. Sin embargo sintetizar la hormona inicialmente resultaba caro.

Para 1940 se recobró el interés en encontrar la forma de abaratar la producción de hormonas sexuales. Finalmente, el primer anticonceptivo oral en forma de píldora se sintetizó el 15 de Octubre de 1951 por el químico Luis Ernesto Miramontes (premio nacional en química) nacido en Tepic, Nayarit en México. El compuesto activo que utilizó en la primera píldora fue la noretisterona. Luis Ernesto recibió la patente junto con sus directores de laboratorio Jorge Rosenkranz y Djerassi, de la compañía química mexicana Syntex S.A.

Actualmente existen en mercado incontables marcas y combinaciones distintas de píldoras anticonceptivas. Un buen número de ellas Contienen un estrógeno y un progestágeno. Su uso en general se basa en el ciclo menstrual. Se deben iniciar el día 1 del ciclo (con una ventana de tolerancia hasta el 5to día) y se toman por 21 días. Se descansa de ellas por 7 días y se inicia el nuevo ciclo (sin importar ya el día de la menstruación o incluso si no se presenta aun). Sin embargo, esto es una generalidad y muchos productos tienen sus propias indicaciones particulares.

Entre los casos más particulares podemos hablar de píldoras con una sola hormona, combinaciones, la trifásica que tiene píldoras marcadas de diferente color para identificar distintas dosis de la misma hormona en un mismo producto, etc. A continuación se describen de manera más particular diferentes productos.

Actualmente existen varios hormonales sintéticos tanto de tipo estrogénico como progestágenos ya sea solos o combinados entre los que podemos mencionar etinilestradiol, levonorgestrel, medroxiprogesterona, etonogestrel entre otros. Predominan las píldoras de microdosis. El objetivo es utilizar las dosis más bajas posibles de manera que exista la anticoncepción pero sin los efectos colaterales que pueden ser nausea, vómito, mastalgia (dolor en los senos), retención de líquidos y edema, cefalea (dolor de cabeza), aumento de peso, acné y puede empeorar la insuficiencia venosa en personas con problemas de circulación. A pesar de los esfuerzos por suprimir estos efectos aún se presentan efectos indeseables en una parte de las usuarias.

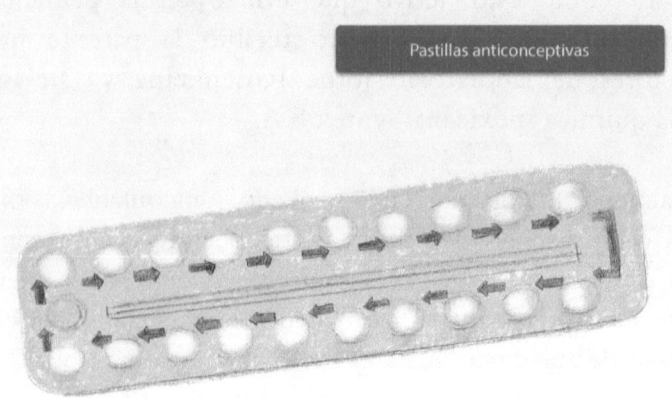

10.4 Píldoras anticonceptivas

Píldora Trifásica

Se trata de un método muy eficiente. Consiste en dosis hormonales bajas (microdosis) que se administran tratando de imitar el ciclo menstrual fisiológico con una administración hormonal escalonada, en forma secuencial y progresiva. Tiene la ventaja de poder ser indicado también para el tratamiento de acné leve a moderado.

Es un producto estroprogesténico (es decir tiene un estrógeno y un progestágeno, comúnmente etinilestradiol y levonorgestrel). Estos tipos de hormona están presentes en el ciclo fisiológico y podemos hablar de 3 fases. Durante la primera fase hay niveles altos de estrógeno y bajos de progesterona, en una segunda fase se estabilizan y en la tercera fase se torna más alta la progesterona y más bajos los estrógenos.

Las píldoras trifásicas ya vienen marcadas. Típicamente se identifican en 3 colores: Marrón, blanco y amarillo. La primera fase se inicia el primer día de la menstruación y es como sigue:

Fase I: Píldoras marrón = 6 en total 30 mcg estrógeno y 50 mcg progestágeno c/ una.

Fase II: Píldoras blancas = 5 total 40 mcg estrógeno y 75 mcg progestágeno c/una.

Fase III: Píldoras amarillas = 10 total 30 mcg estrógeno y 125 mcg progestágeno c/una.

Ejemplo: Triquinar, trinordiol

Forma de administración: Según cada producto se indica tomar el primer día del ciclo o bien el 5to día. Cada caja contiene 21 píldoras marcadas por colores como ya se explicó. Se toman por 21 días. Se toma un descanso por los siguientes 7 días y se inicia el nuevo ciclo el mismo día de la semana que se inició el primer ciclo.

Píldora postcoito

Tiene su origen en el método de Yuzpe. El método se desarrolló antes que existiera una píldora específica de emergencia. El método consiste en una serie de cálculos que determinan las cantidades hormonales necesarias. Anteriormente, en base a este cálculo se utilizaba píldoras de las ya existentes en el mercado pero había que tomar 2 o hasta 4 a la vez y repetir dosis a las 12 y/o 24 horas. Era variable de acuerdo a cada producto. Tiene una tasa de fallos de hasta el 2% si la mujer lo ha usado en forma correcta. Dependiendo del momento del ciclo menstrual en que la mujer utilice las píldoras como anticoncepción de emergencia, la combinación puede prevenir la ovulación, fertilización o la implantación del espermatozoide. El método de Yuzpe no es abortivo y no es eficaz cuando el proceso de implantación se ha iniciado.

Actualmente no es necesario hacer cálculos sino que ya existen en el mercado píldoras con cantidades de hormona específicamente pensadas como anticoncepción postcoito. También se le conoce como la píldora del día siguiente o como píldora de emergencia. Es un producto hormonal no abortivo que modifica el moco cervicovaginal y evita la ovulación. Estos mecanismos previenen la fecundación del óvulo y el embarazo. en aquellas mujeres que tuvieron relaciones sexuales y el método anticonceptivo ha fallado o se tuvieron relaciones sin protección, incluyendo los casos de violación.

El hecho de que se le conozca también como "píldora del día siguiente" puede generar confusión y mal uso del método. A pesar de el términola píldora debe utilizarse inmediatamente después de tener relaciones sexuales si se mantienen relaciones sexuales sin protección especialmente durante los días 10 y 20 del ciclo menstraual (considerados de mayor riesgo en mujeres con ciclos regulares) o bien si el método utilizado tuvo alguna falla, por ejemplo la ruptura del preservativo. Se considera una ventana de relativa seguridad de hasta 72 horas, sin embargo hay que mantener en mente que conforme pasa el tiempo la efectividad del método disminuye. Si se administra dentro de la primer hora postcoito su efectividad puede ser superior al 97%. Si se administra 72 horas después puede ser menor al 70%. Esto ha corroborado por múltiples estudios de la OMS.

Este método debe considerarse solo como caso de emergencia, como el nombre lo dice, y no deberá utilizarse como método fijo ya que con cada ocasión que se utiliza se disminuye su índice de seguridad.

Ejemplo: Postinor-2, post-day. Ambas con levonorgestrel de 0.75 mg.

Modo de administración: Deberá administrarse la primera píldora a la brevedad después del coito sin protección. No después de 72 horas. La segunda píldora se administra 12 horas posteriores a la primera.

En esta opción la dosis hormonal ingerida es alta por lo que puede ocurrir nausea y vómito hasta en 25% de las usuarias.

Parches anticonceptivos.

Es de uso muy similar a las píldoras. Contiene etinilestradiol y norelgesromina. Al igual que la píldora actúa a través del mecanismo de la supresión de gonadotropinas, mediante las acciones estrogénicas y progestacionales del etinilestradiol y norelgestromina. El mecanismo primario de acción es la inhibición de la ovulación, aunque las alteraciones del moco cervical, la movilidad de las trompas de Falopio y del endometrio también pueden contribuir a la eficacia del producto.

Entre los efectos adicionales a la anticoncepción se comentan en la literatura los siguientes:

Efectos sobre la menstruación:
- Mayor regularidad del ciclo menstrual.
- Menor pérdida de sangre y menor incidencia de anemia por deficiencia de hierro.
- Menor incidencia de dismenorrea.

Efectos relacionados con la inhibición de la ovulación:
- Menor incidencia de quistes de ovario funcionales.
- Menor incidencia de embarazos ectópicos.

Otros efectos:
- Menor incidencia de fibroadenomas y enfermedad fibroquística mamaria.
- Menor incidencia de enfermedad pélvica inflamatoria aguda.
- Menor incidencia de cáncer del endometrio.
- Menor incidencia de cáncer de ovarios.

Ejemplo: EVRA

Modo de administración: Su uso es muy similar a la píldora aunque simplificado. El parche debe colocarse sobre un área de piel seca y sana, que no haya raspones, cortaduras o alguna dermatosis. Se debe procurar que sea un área lejos del roce frecuente para prevenir que se despegue antes de tiempo. Son sitios recomendables el abdomen, la espalda o los glúteos. El producto contiene 3 parches. El primer parche se aplica (al igual que la píldora) el día 1 del ciclo menstrual. Cada parche deberá llevarse por 7 días de manera que el cambio de parche será el mismo día de la semana cada vez. Después de 21 días se habrá utilizado 3 parches.

Se descansa otros 7 días y se inicia un nuevo ciclo de 3 parches. Para el segundo y ciclos subsecuentes se inicia el mismo día de la semana que se tomó como referencia sin importar que día comenzó la menstruación.

Anticonceptivo subdérmico (Implante)

Es una pequeña barra de 0.2 cm de diámetro aproximado y de material hipoalergénico. Contiene etonorgestrel y se coloca hasta por espacio de 3 años. El sitio de colocación es la cara interna del brazo no dominante en el espacio que se forma entre el musculo tríceps y el bíceps, inmediatamente debajo de la piel.

Si se decide su retiro antes de transcurridos los 3 años se supone la completa reversibilidad de sus efectos y se recupera la fertilidad sin dificultad.

El laboratorio creador de dicho ímplate (de nombre comercial Implanon) argumenta cerca del 100% de efectividad. Sin embargo, independientemente de su tasa de éxito como anticonceptivo hay que considerar los múltiples trastornos menstruales y efectos secundarios (como todo hormonal) que se pueden presentar en muchas mujeres. Respecto a la regla esta se puede presentar con más días de sangrado, goteo intermenstrual o bien puede desaparecer por completo mientras se utilice el implante. Fuera de los inconvenientes que esto le puede ocasionar a la usuaria no tiene mayor complicación y la menstruación se restaura a su ciclo normal una vez retirado el implante.

Ejemplo: Implanon. Contiene etonorgestrel 68 mg.

Modo de administración: Es un método que debe colocarse por un médico entrenado. El producto tiene un aplicador especial con el cual debe estar familiarizado el médico. Generalmente, una vez que se corrobora que la usuaria es candidata a dicho implante, se escoge el brazo izquierdo para su colocación. Si la mujer es zurda entonces se debe utilizar el brazo derecho. Una vez que la mujer está con su brazo expuesto se siguen los siguientes pasos:

1. Aseo del sitio de inserción con jabón o yodopovidona.
2. Se marca sitio de inserción en la corredera bicipital en el tercio medio del brazo.
3. Colocación de anestésico local (lidocaína) en el sitio de inserción.
4. Se toma el aplicador y se corrobora que el implante este en su sitio.
5. Se toma la piel alrededor del sitio de implante entre el dedo pulgar y el índice, se estira para evitar que se mueva la aguja del aplicador al introducirla en la piel.
6. Se rompe el sello del aplicador y se gira el obturador 90° respecto a la cánula.
7. Se introduce el aplicador debajo de la piel (aplicación subdérmica).
8. Se jala lentamente la cánula para liberar el implante en el brazo. Se extrae el aplicador. Este paso justamente opuesto a una inyección en la que se empuja el émbolo (aquí se jala).
9. Se verifica la correcta colocación del implante y se coloca un vendaje compresivo para evitar formación de hematomas.

Debe mantenerse siempre en cuenta que se puede retirar el implante antes de los 3 años si es que ocurrieran efectos indeseables o si se desea el embarazo.

Dispositivo intrauterino (DIU)

Se trata de un dispositivo de plástico que se coloca dentro del útero. Existen varias formas. En general su mecanismo de acción es por reacción al contacto lo que genera una alteración del microclima intrauterino que dificulta la fecundación y también la implantación del óvulo fecundado. Esta reacción de contacto a un cuerpo extraño ocasiona que el endometrio libere prostaglandinas y a su vez la reacción de inflamación estimula la migración de leucocitos (células blancas) al sitio. Estas sustancias son hostiles al espermatozoide y al óvulo lo que genera un medio inapropiado para que se lleve a cabo la fecundación.

Algunos productos tienen mecanismos adicionales. Un modelo muy popular es la "T de cobre". Llamado de esta manera por la forma en "T" del dispositivo y su refuerzo con cobre. El cobre genera una reacción inflamatoria más acentuada haciendo más efectivo el método. Este mecanismo de acción se acompaña frecuentemente de cólicos intermenstruales y de dismenorrea (cólicos durante la menstruación). Así mismo, se asocia a infecciones por actinomices lo que lleva a una Enfermedad Inflamatoria Pélvica. Sin embargo, la mayoría de las veces es bien tolerado y los efectos adversos (si es que se presentan) remiten después de algunos meses. Se le ha implicado en el aumento de las tasas de embarazos extrauterinos pero esto permanece como punto de debate y no está demostrado. Su efectividad es de 0.7% y su duración es de 5 a 7 años aproximadamente.

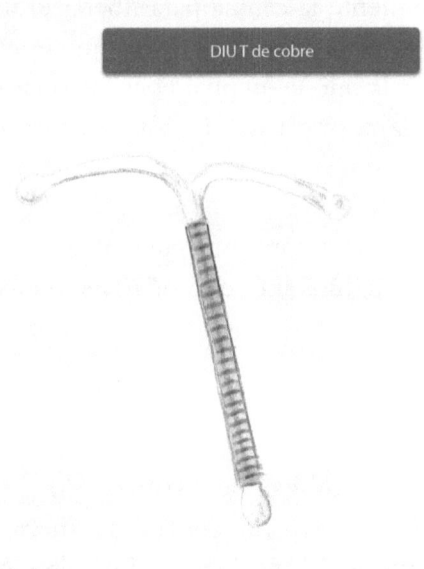

DIUT de cobre

10.5 DIUT de cobre.

Un producto más novedoso es un endoceptivo (con forma de T muy parecida al DIU tradicional) que libera levonorgestrel, de manera que también tiene efecto hormonal pero al ser la cantidad de hormona muy baja dicho efecto es solo local. Actúa sobre el endometrio haciendo que este se adelgace y desprenda dejando solo el endometrio basal, no así el endometrio funcional que es donde se anida el óvulo fecundado, además de cambiar las condiciones intrauterinas de manera tal que dificulta el ascenso de los espermatozoides. Su mecanismo de acción lo hace ideal en aquellas mujeres que sufren hiperpoliproiomenorrea o metrorragias (menstruaciones o sangrados frecuentes y abundantes). Se acompaña de efectos colaterales tales como sangrados intermenstruales y goteo intermitente así como cambios en el ciclo menstrual. Sin embargo estos cambios son bien tolerados y usualmente ceden a los 5 o 6 meses. El riesgo de fallo también es menor al 1% y su duración es de 5 años.

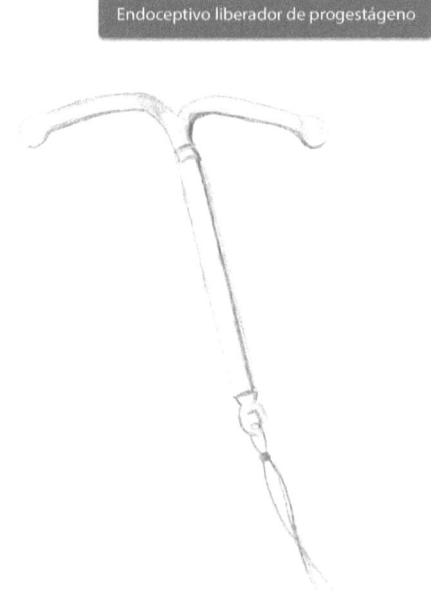

10.6 Endoceptivo liberador de progestágeno.

MÉTODOS ANTICONCEPTIVOS IRREVERSIBLES

En realidad en la actualidad los podemos considerar parcialmente irreversibles y son métodos quirúrgicos:

Ligadura de trompas, o salpingoclasia. Denominada también OTB (Oclusión Tubaria Bilateral). Consiste en ligar las trompas de Falopio a fin de impedir que el óvulo llegue y/o se implante en el útero o que los espermatozoides se encuentren con él.

Vasectomía. Consiste en un procedimiento quirúrgico para seccionar los conductos deferentes. Ya que estos almacenan a los espermatozoides al seccionarlos nos aseguramos de que los espermatozoides no lleguen hasta la uretra ni al exterior cuando se eyacula. Una vez realizada, los espermatozoides que a diario se producen son reabsorbidos por el organismo. Debido a que el líquido seminal es elaborado en la próstata, la vasectomía no impide la eyaculación ya que la próstata se mantiene intacta.

Actualmente hay procedimientos quirúrgicos que pretenden la reversión de las cirugías arriba comentadas. Se les conoce como procedimientos de recanalización en el que se trata de unir nuevamente ya sea las trompas de Falopio o los conductos deferentes. Son procedimientos que requieren de mucha fineza y material de sutura igualmente fino. Son realizados por ginecólogos especializados en reproducción o por urólogos. Sin embargo su resultado final no es siempre el esperado.

El aborto no es un método anticonceptivo, porque la concepción ya se ha producido. Además tiene el riesgo de cualquier operación.

Prácticas alternativas

Otra alternativa incluye las relaciones sexuales sin coito. Es decir sin penetración. Con caricias y sexo oral. Ello reduce la posibilidad de embarazo y en algunos casos de contraer enfermedades venéreas. Cabe aclarar dos cosas. Primero, eyacular cerca de la vagina, aunque no haya penetración, SI tiene riesgo de embarazo. No es lo cotidiano pero el semen puede ascender hasta el útero. Segundo, el sexo anal evita el riesgo de embarazo pero se acompaña de mayor riesgo de transmisión de enfermedades. Esto es particularmente cierto para el VIH. Al respecto se puede destacar que dicho riesgo es aún mayor para el receptor (para quien es penetrado por el ano).

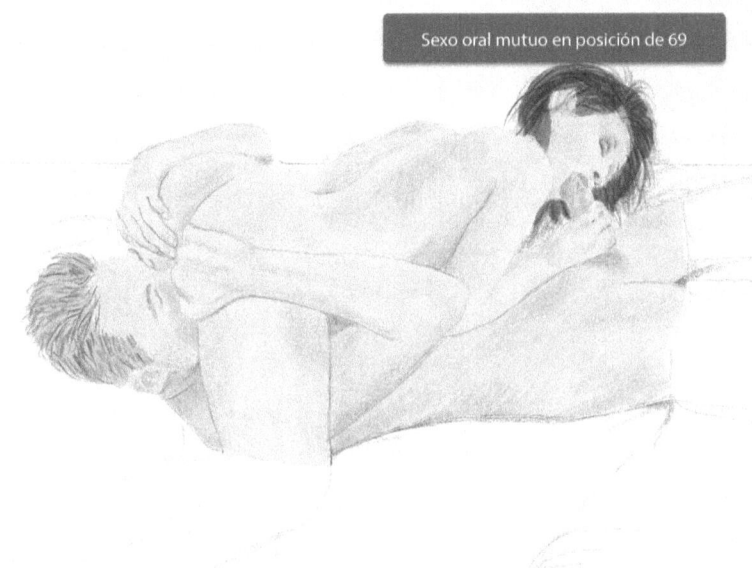

10.7 Sexo sin penetración/ Felación

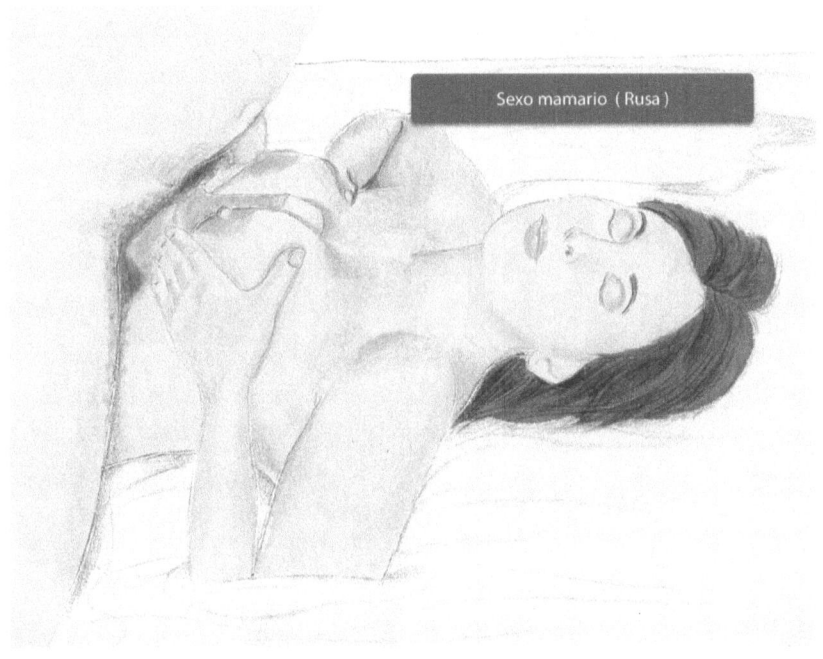

10.8 Sexo sin penetración/ mamario

Capítulo 11

Enfermedades de Transmisión Sexual

El presente capítulo no pretende sustituir jamás una consulta médica. El propósito es darte una mejor orientación en cuanto a la prevención y manifestaciones de las enfermedades de transmisión sexual (ETS) a fin de que puedas buscar atención de manera oportuna. De manera que te aliento a consultar con tu médico cualquier duda de manera oportuna. Recuerda que si tienes una ETS el tratamiento debe recibirlo también la personas con quien hayas tenido sexo (quién te contagió y a quien pudieras haber contagiado).

Hablar de las enfermedades de transmisión sexual es hablar del lado oscuro del sexo, así como es equivalente a hablar de una sexualidad irresponsable por las partes en cuestión, todo derivado en su mayor parte por múltiples creencias y costumbres fuera de la ciencia y que limitan la expresión saludable de la sexualidad.

Desde tiempos inmemoriales se ha evitado hablar abiertamente sobre sexo, pero en las últimas décadas ha aumentado el interés de las personas por obtener más información pero de tipo científica sobre este tema.

Es por eso que personas profesionales en medicina brindamos ésta información de una manera más comprensible a público no propiamente con formación científica a entender un poco mejor estos conceptos para poco a poco ir liberando esas ataduras y limitaciones impuestas por la sociedad, eliminando tabúes, mitos y creencias pero haciéndolo de una manera responsable, esto es posible con lo que se ha denominado "Vida erótica placentera y protegida" definida más adelante y la cual nos hace crear consciencia en relaciones protegidas para evitar embarazos y enfermedades.

Hablar de enfermedades de transmisión sexual es un tema aunque interesante a la vez es muy extenso y complicado por sus implicaciones con microbiología y estadísticas, en el capítulo lo abordaremos dando sólo un panorama general sobre las enfermedades más frecuentes en nuestro país y cómo identificar cuando tienes alguna de ellas para que acudas al médico a consulta, ya que una de las labores de ésta publicación es orientar al público y no recomendar remedios caseros (tés, pomadas, sobadas o brebajes) que no curan y sólo hacen que la enfermedad siga avanzando y complicándose.

El concepto de "vida erótica placentera y protegida" es el conjunto de actitudes, conocimientos y prácticas que permiten ejercer el sexo obteniendo placer disminuyendo al máximo el riesgo de infecciones o embarazos no deseados, tiene 4 principios:

1: en toda relación sexual se involucran personas con igual responsabilidad y dignidad.
2: globalizar el placer a todo el cuerpo, esto es utilizando todos los elementos que nos hagan sentir placer y no sólo la penetración.
3: aprender a usar instrumentos y técnicas que reducen el riesgo e incrementan el placer.
4: practicar una protección mutua universal.

Una vez aclarado lo anterior, pasemos a revisar lo que debes conocer de las ETS más frecuentes. Las enfermedades de transmisión sexual, conocidas como ETS (por sus siglas), también son comúnmente nombradas como enfermedades "venéreas". Esto último es en alusión a Venus, la diosa del amor de los romanos. Son un conjunto de enfermedades infectocontagiosas cuyo modo de transmisión es de persona a persona principalmente por vía sexual, en cualquiera de sus formas (vía anal, vaginal u oral). Sin embargo cabe aclarar que también pueden ser adquiridas (aunque más raramente) por vía sanguínea, o de manera vertical madre-hijo.

De este conjunto de afecciones las más frecuentes son las debidas a Chlamydia Trachomatis (hasta 25%), Neisseria gonorrea (hasta 18%), Trichomona vaginalis (16%), Herpes virus tipo II (12%) y Treponema pallidum (sífilis, 3%).

El tipo de signos y síntomas a veces son parecidos entre sí por el tipo de lesiones que ocasionan, por lo que los podemos agrupar de acuerdo al tipo de lesiones que producen. Algunas ocasiones lesiones ulcerosas, otras verrucosas y algunas provocan uretritis con secreciones diversas, o bien algunas veces hay combinación de estos elementos.

ULCERAS GENITALES

Por lo general las úlceras son muy llamativas al verlas, pero algunas veces se encuentran en la parte interna de los genitales e inclusive en las mujeres muchas veces son asintomáticas.

Este tipo de lesiones son un factor de riesgo para adquirir otro tipo de enfermedades más serias como el VIH.

CHANCROIDE: Causado por un bacilo, "Haemophilus ducreyi", causa el 20% de las lesiones ulcerosas.

Su diagnóstico se basa en presencia de úlceras más o menos 7 días después del contacto sexual, así como una lesión roja, caliente, inflamada, en el hombre es sobre todo dolorosa cuando se encuentra en el glande, prepucio o surco balanoprepucial.

En la mujer puedes identificarlo con presencia de flujo vaginal blanco o discreto sangrado que mancha la ropa interior, aunque si la úlcera está dentro de la vagina los síntomas son más difíciles de identificar, malestar al orinar puede encontrarse en ambos sexos, así como ganglios en la región de inglés, también pueden ser dolorosos.

El tratamiento puede ser una dosis única o por varios días y en ésta enfermedad el medicamento cura la enfermedad y los síntomas, aunque las úlceras al sanar dejan cicatriz (otro dato que nos puede alertar sobre alguien que ya ha tenido alguna enfermedad aunque digan "yo me cuido siempre", "es la primera vez que lo hago", frases ya típicas y trilladas) y el tratamiento debe ser a la pareja.

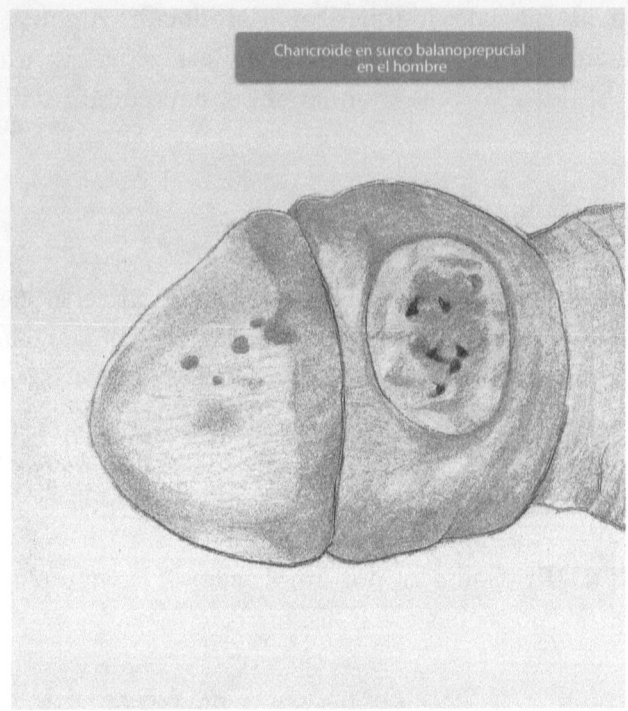

11.1 Chancroide en surco balanoprepucial en el hombre

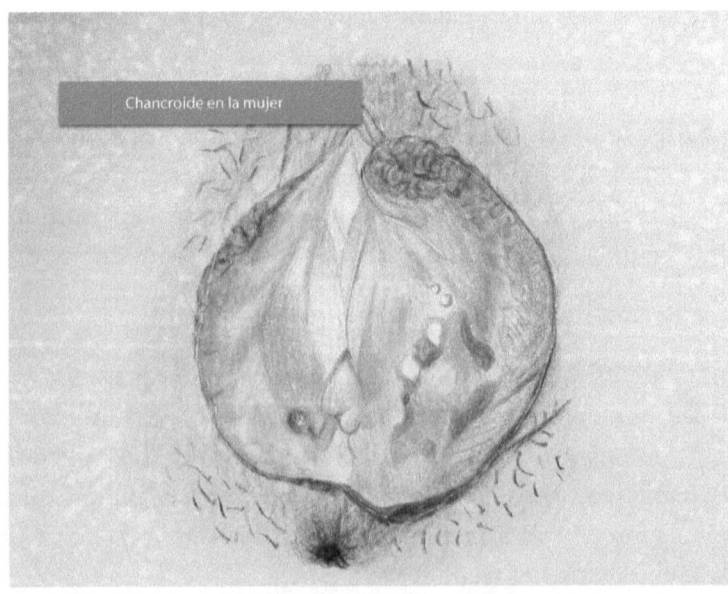

11.2 Chancroide en la mujer

VIRUS DEL HERPES SIMPLE: Hay que mencionar que es una enfermedad incurable, causada por virus del herpes tipo 1 y 2, las infecciones genitales en su mayoría son por el tipo 2.

Una vez adquirida la enfermedad te vuelves portador y transmisor de la misma, liberando pequeñas cantidades de partículas del virus en la mucosa genital durante toda la vida, pero si la enfermedad se presentó hace menos de un año el riesgo es más alto.

Para el diagnóstico nos basamos en la presencia de 2 a 7 días después del contagio de vesículas que se rompen fácilmente dejando la "carne viva" y con un dolor intenso, en el hombre observamos estas lesiones sobre todo en el glande, algunas veces perianales.

En la mujer por lo general están en cérvix y en vagina, lo que hace que tengan menos síntomas y sea más difícil saber las que lo tienen ya que pueden presentar sólo flujo transparente y malestar urinario, aunque puede estar en los labios mayores o menores y presentar los signos y síntomas más intensos.

Los síntomas más intensos duran entre 3 a 5 días y después la enfermedad se auto limita (desaparece por sí sola), se pueden dar medicamentos antivirales para acelerar esta desaparición de enfermedad, aunque en ocasiones la enfermedad evoluciona hasta daño cerebral, pulmonar y de hígado, por lo que como hemos insistido, por simple que parezca siempre acudir a un médico ante la mínima sospecha de cualquier enfermedad.

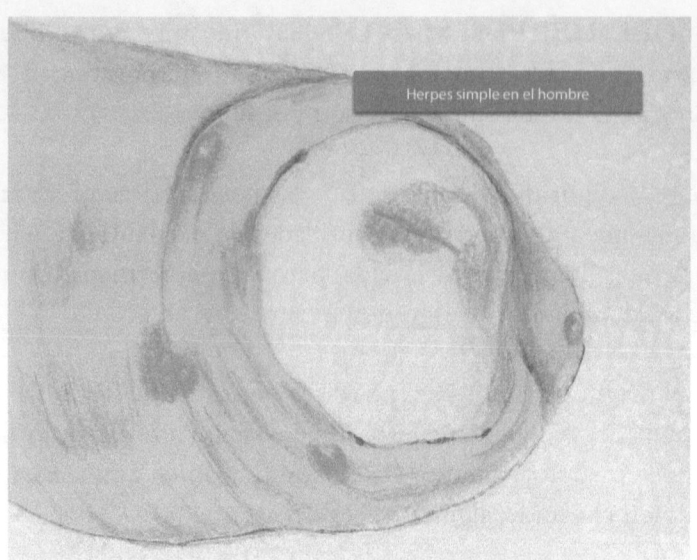

11.3 Herpes simple en el hombre.

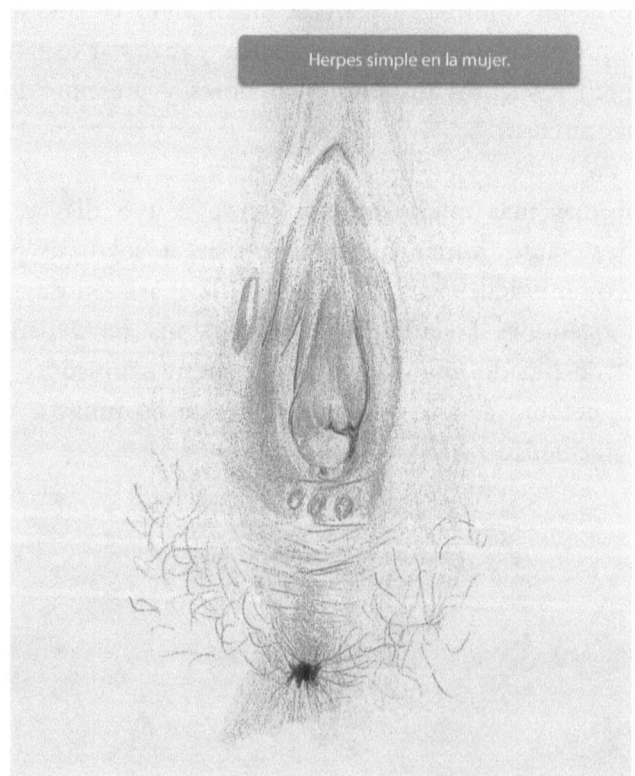

11.4 Herpes simple en la mujer.

SÍFILIS: Es una enfermedad que puede afectar a todo el organismo, causada por el Treponema pallidum, se contagia por el contacto de la piel con lesiones activas de ésta enfermedad, pueden transcurrir de 10 a 90 días desde el contagio (a veces ya no sabes ni quién pudo ser), aparece una lesión dura que crece y se ulcera pero no duele (en el sitio donde se depositó la infección) por lo general en genitales, pero puede ser en boca, ano o cualquier sitio de contacto. Esta primera etapa de la enfermedad cura entre 1 a 3 meses, dejando cicatriz en el sitio de la lesión.

La segunda etapa de la enfermedad aparece en promedio 2 meses después que desapareció la primera lesión en la piel, aparecen como "bolitas" bajo la piel de palmas y manos, se afecta también la boca, nariz y el ano con lesiones rojas y elevadas.

La tercera fase de la enfermedad se caracteriza por una reactivación de la enfermedad en sitios distantes al inicial o bien por lesiones como "bolitas gomosas" casi en cualquier órgano o tejido (corazón, ojos, oídos, cerebro, hígado, etc.) y puede haber daño de éstos órganos.

El tratamiento debe ser prescrito por un médico y se basa en penicilina en dosis única u otras alternativas por varios días.

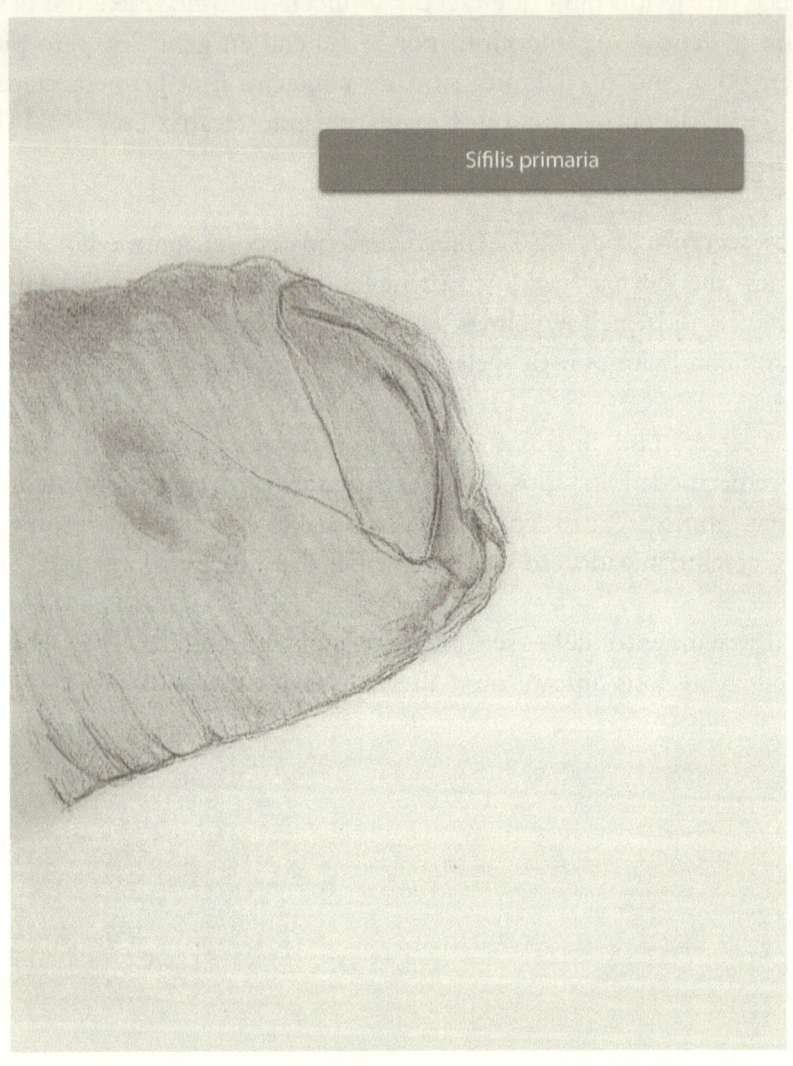

11.5 Sífilis primaria.

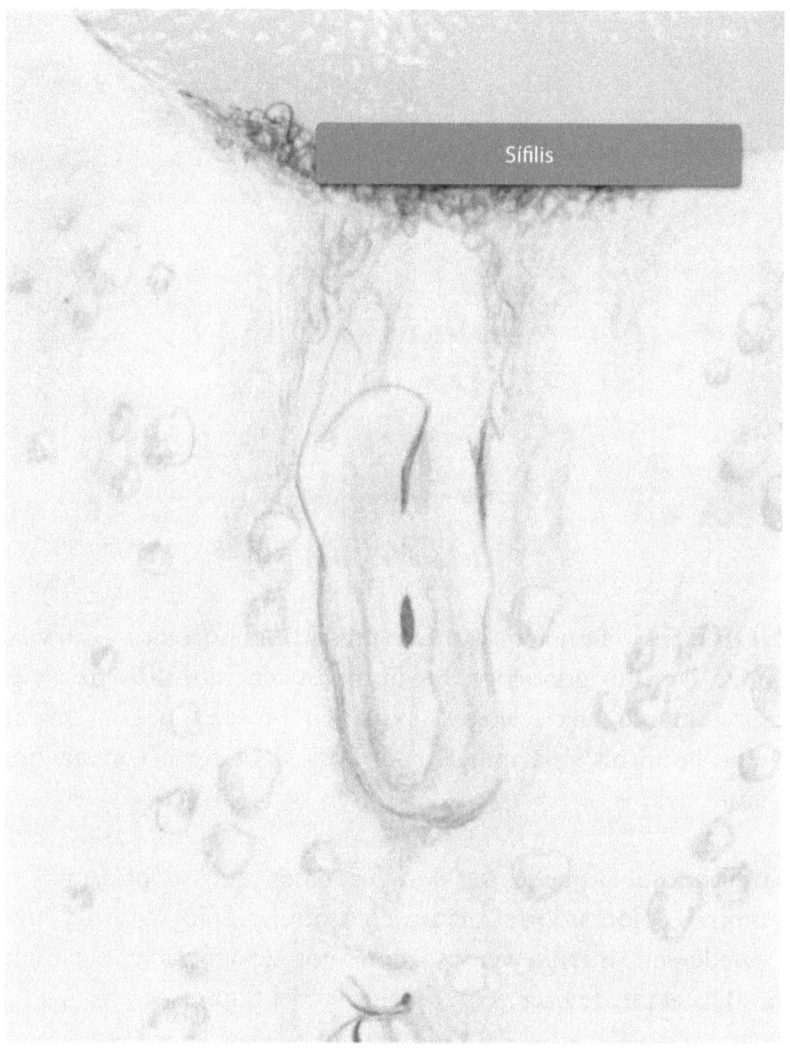

Sífilis

11.6 Sífilis

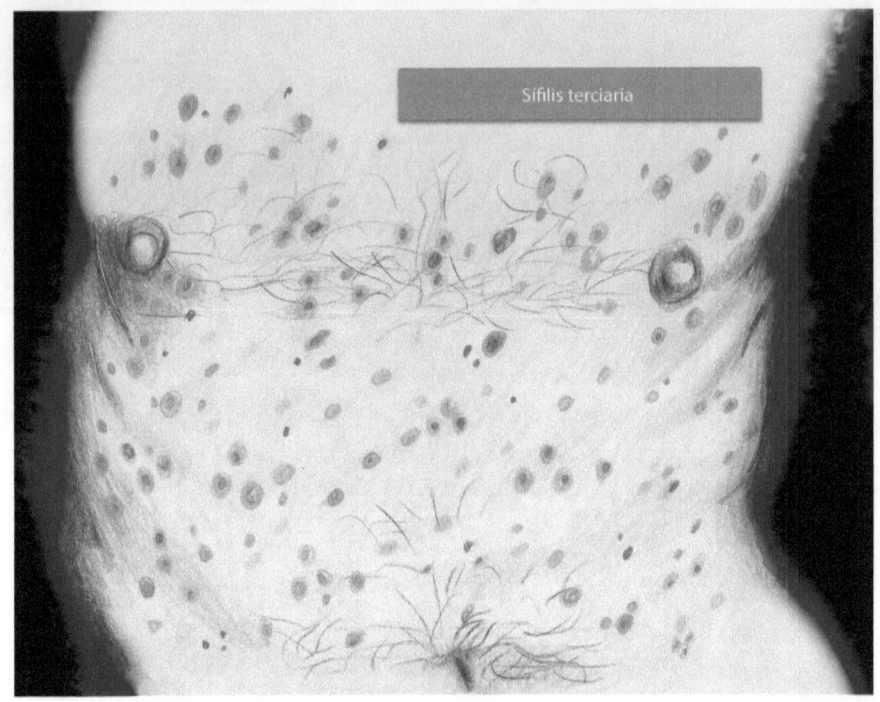

Sífilis terciaria

11.7 Sífilis terciaria.

GONORREA: También llamada uretritis gonocócica, causada por un agente llamado gonococo, los hombres tenemos 40% de riesgo de contagio durante una relación sexual sin protección con una mujer que tiene gonorrea y la mujer hasta 50% si las tiene con un hombre infectado.

El diagnóstico puede ser con los datos que se presentan como flujo uretral, dolor, ardor al orinar, en la mujer flujo vaginal y ardor, el flujo puede ser amarillo verdoso con olor desagradable, o también el diagnóstico se puede hacer con un cultivo del flujo.

El tratamiento es a base de antibióticos que van desde dosis única hasta varios días con cefalosporinas, macrólidos o quinolonas.

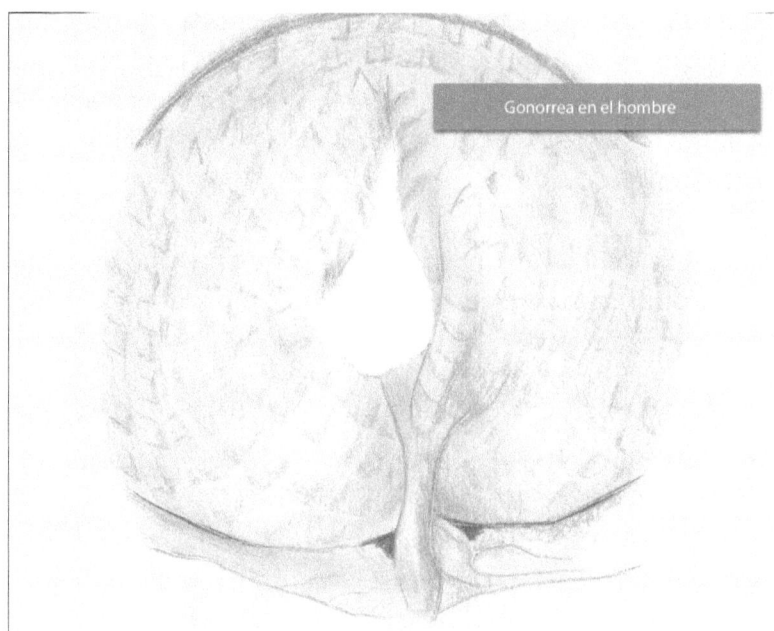

11.8 Gonorrea en el hombre.

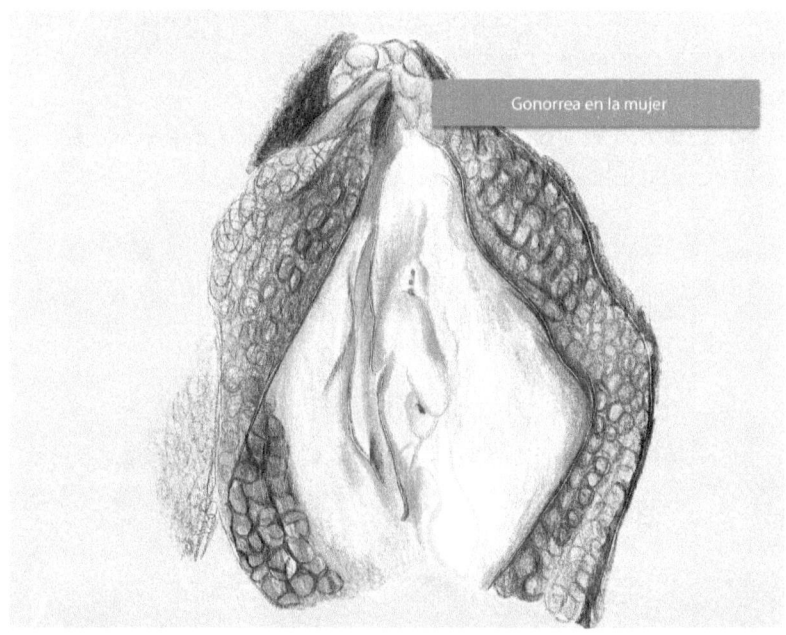

11.9 Gonorrea en la mujer.

URETRITIS NO GONOCÓCICA: Causada en su mayoría por C. Trachomatis, aunque puede ser causada por otros agentes infectantes también, en general presenta flujo uretral, ligeramente fétido, amarillento o verdoso, molestias urinarias y en la mujer flujo vaginal de las mismas características.

Para el diagnóstico nos apoyamos con el laboratorio para distinguir entre una y otra causa de la infección, como ya lo habíamos dicho, con el cultivo de la secreción.

El tratamiento también como en el caso anterior es con antibióticos dosis única o varios días según sea el caso y debe darse a la pareja.

TRICOMONIASIS: Infección causada por T. vaginalis, muy frecuente entre personas que tienen relaciones sexuales sin protección.

Se presenta con dolor al orinar, comezón, ardor, produce en el glande lesiones como puntilleo color rojo con fácil sangrado, así como flujo uretral amarillo-verdoso ligeramente oloroso, en la mujer puedes encontrar este mismo flujo con mal olor y en el cuello del útero el puntilleo rojo con fácil sangrado.

El tratamiento es con antibióticos dosis única o varios días, lo cual lleva a la curación hasta en el 95% de los pacientes.

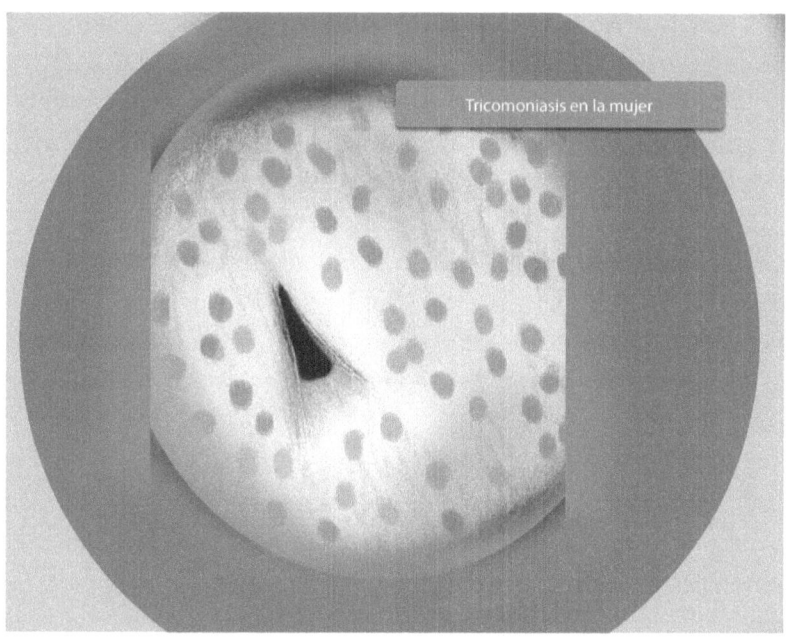

11.10 Tricomoniasis en la mujer.

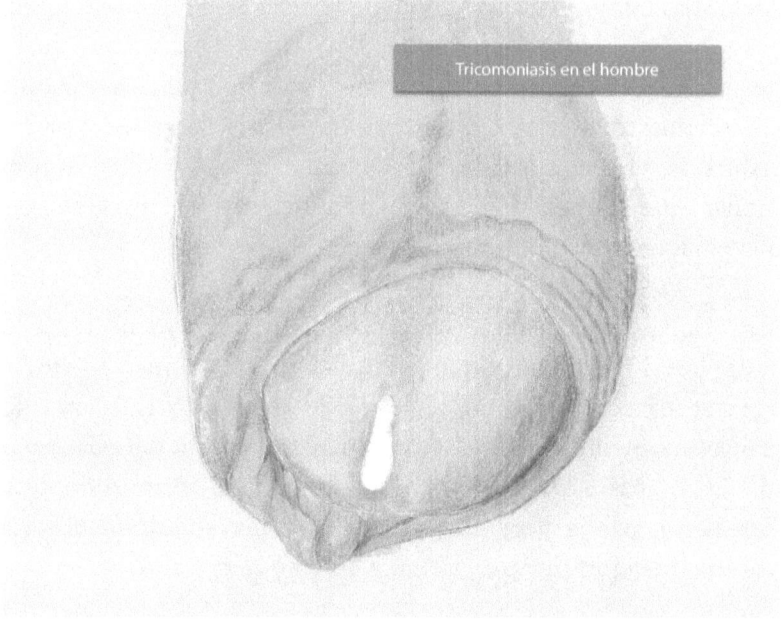

11.11 Tricomoniasis en el hombre.

VIRUS DEL PAPILOMA HUMANO: La infección por virus del papiloma humano en últimas fechas ha adquirido una gran importancia debido a su asociación con el alto índice de cáncer cervicouterino en la mujer, pero también está asociado al cáncer de pene en el hombre.

Existen más de 200 tipos de virus del papiloma humano, afortunadamente los que más frecuentemente están asociados a cáncer son sólo son 5: el 16, 18, 31, 33 Y 35, hay otros asociados a las lesiones genitales que la mayoría conocemos como verrugas genitales, entre los cuales se encuentran el 1, 2, 3, 4,6 y 11, estos por lo general no se asocian a cáncer.

Las verrugas pueden aparecer en cualquier lugar en donde haya tenido contacto el virus y es frecuente encontrarlo en área genital, pero ya también es común en el ano, en recto y en la boca.

Las verrugas llegan a afectar hasta 2.8 milímetros por debajo del nivel del vello por lo que su tratamiento es muy complicado, lo que se recomienda es el tratamiento con electrocirugía o láser, salvo en zonas muy delicadas como el glande se puede utilizar tratamiento en crema.

No existe una cura contra el virus, por lo que los tratamientos antes descritos solo eliminan las lesiones condilomatosas, por lo que la persona se vuelve portadora de la enfermedad y muy importante mencionar que en cualquier momento que las defensas del cuerpo bajen la persona puede volver a presentar condilomas.

Lejos de las frases clásicas "tú me contagiaste", "yo no tenía nada", "uno de los 2 se anda portando mal", "yo nada más lo he hecho contigo", se ha comprobado que se puede adquirir la infección de una pareja aparentemente sin enfermedad (pero portadora del virus) y meses o años (20 o más años) presentar la enfermedad, creando confusión y conflictos en la pareja, llegando a destruir familias todo por información equivocada (he aquí un tip de defensa en caso necesario).

Existen en la actualidad vacunas para la prevención del cáncer causado por los tipos de virus 6, 11,16 y 18, en la actualidad aplicadas en instituciones de salud pública a niñas menores de 9 años, pero obviamente quedan todos los demás tipos que se pueden adquirir, además del alto costo de las vacunas, por lo que no se le ha dado gran difusión por el momento, estas vacunas pueden ser también aplicadas en hombres.

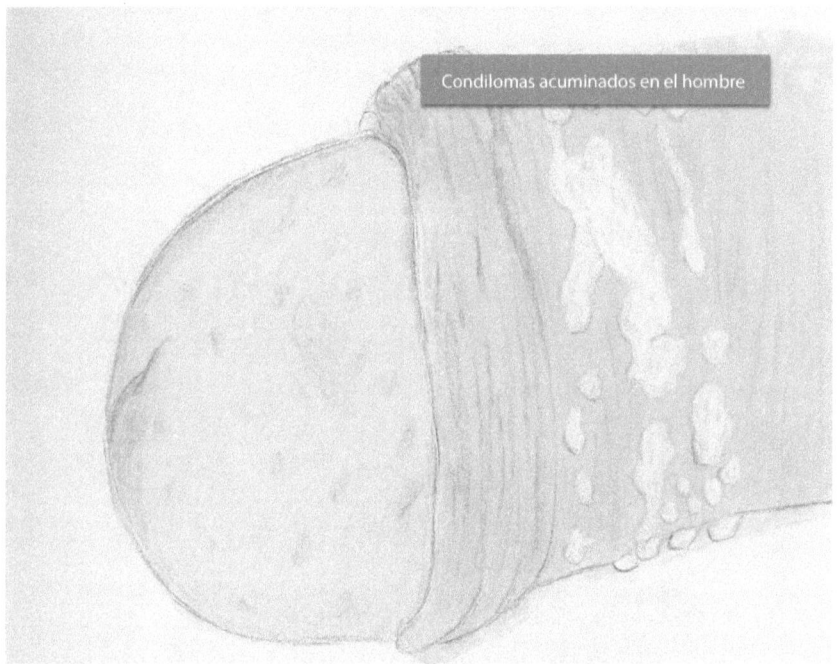

11.12 Condilomas acuminados en el hombre.

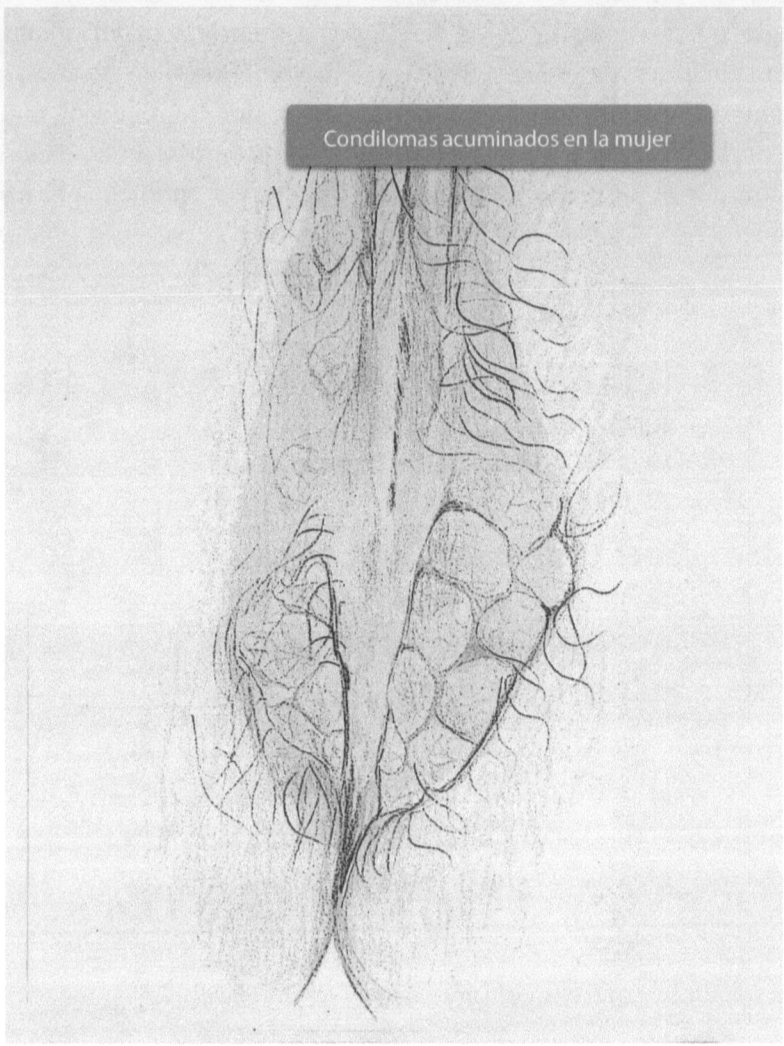

11.13 Condilomas acuminados en la mujer.

VIH: Es una enfermedad causada por un virus, se transmite en su mayoría por contacto sexual, siendo hasta el 90% por esta causa, pero también puede ser a través de agujas y jeringas infectadas, con transfusiones de sangre o derivados. Los hijos de madres infectadas pueden contagiarse durante el nacimiento o después de nacer al ser alimentados con leche materna.

En México se estima a la fecha cerca de 160 000 personas que tienen la enfermedad ya con síntomas, 43 000 más como portadores asintomáticos y se calculan 9,000 nuevos casos por año según estadísticas (CENSIDA y ONUSIDA).

Los estados que concentran la mayor parte de los casos son:

1. Distrito Federal.
2. Estado de México
3. Veracruz.
4. Jalisco.
5. Puebla.

El VIH ataca al organismo atacando a unas células del cuerpo llamadas CD, que se encargan de la defensa del organismo, las cuales disminuyen severamente dejando a la persona casi indefensa ante la más mínima infección.

Es muy frecuente encontrar otras enfermedades de transmisión sexual (sobre todo herpes y virus del papiloma humano) en formas crónicas o severas debido a las bajas defensas debido a la enfermedad en estas personas, llegando a presentar cáncer cuando está asociado a virus del papiloma humano.

Es una enfermedad que dura "inactiva" por muchos años, en promedio de 10, para que aparezcan los síntomas, durante todo este tiempo se puede dar el contagio a otras personas sin saberlo.

El diagnóstico de la enfermedad antes de éste período en que aparecen los datos de enfermedad como tal se puede hacer en sangre, con una prueba llamada ELISA, la cual nos puede dar positivo a los 6 meses después de contraer la infección o la PCR por sus siglas en inglés, la cual nos detecta la enfermedad 3 meses después de contraerla, estos estudios se realizan en sangre por lo general en cualquier laboratorio certificado.

El tratamiento de la enfermedad entre más pronto se inicie tiene mejor resultado, esto es un período más largo de vida sin síntomas, se usan medicamentos llamados antirretrovirales de por vida, asociados a otros en conjunto para atacar al virus, signos y síntomas, desgraciadamente aún no se ha encontrado un medicamento que llegue a erradicar por completo la enfermedad o lo que pueda prevenirlo, por lo que es la más grave y devastadora enfermedad que manejamos en éste capítulo, por lo cual te incito a tener una sexualidad responsable contigo mismo y hacia los demás.

PREVENCIÓN DE LAS ENFERMEDADES DE TRANSMISIÓN SEXUAL

Pilares en la prevención de las enfermedades es la educación sexual y el autocuidado, así como la orientación de personal médico capacitado para tratamiento y orientación en los cuidados posteriores al adquirir una enfermedad como lo son la abstinencia sexual mientras está la infección activa o durante el tratamiento, esto nos ayuda a la curación y evita que la enfermedad se transmita.

El uso adecuado del condón es una medida muy importante en la prevención de enfermedades de transmisión sexual.

En la actualidad encontramos algunas vacunas que nos ayudan a prevenir algunas de las enfermedades de transmisión sexual (vacunas contra virus papiloma humano) pero desafortunadamente nos garantice al 100% la certeza que nos prevendrá de la infección por lo que lo mejor es la prevención con las medidas ya mencionadas.

De igual manera, científicos de todo el mundo unen esfuerzos en desarrollar mejores tratamientos contra las infecciones, debido a la resistencia que han presentado muchos de los agentes causantes de las mismas, derivado del uso irracional de medicamentos y a pesar de ello sus esfuerzos se ven muchas ocasiones rebasados, otro punto importante para recibir orientación y manejo profesional sobre éste tema.

Una infección ulcerada es una puerta de entrada más fácil para el VIH, por lo que se debe tener especial cuidado ante la presencia de cualquiera de ellas, de lo contrario se puede suscitar el evento más temido tratado en este capítulo, la adquisición del VIH, para el cual aún no hay cura y que a pesar de los esfuerzos de organismos mundiales se siguen presentando miles de nuevos casos año con año.

Conclusiones

Saber cómo seducir a una mujer es un evento sumamente importante en la vida de cualquier hombre y es una curiosidad que se despierta desde muy temprano. Sin embargo, la educación formal que hay al respecto se limita a describir los órganos sexuales y sus funciones. La parte relacionada al cortejo y las implicaciones sociales que ello tiene son temas de cierto tabú y las personas con quien los jóvenes hablan al respecto más abiertamente son sus propios amigos (igual o peor de desinformados). En la búsqueda de "la manera correcta" uno se topa con mil versiones de acuerdo a la experiencia de los que opinan y al final aprendes a hacerlo por tus propios medios lo cual, si eres introvertido, es sumamente difícil. Sin embargo, creo firmemente que todo puede aprenderse y comparto contigo ese aprendizaje.

La seducción es parte de nuestra programación biológica y parte de nuestra subsistencia como especie. Y por supuesto que esto nos rige siendo una muy importante parte de nuestra vida psicosocial como lo estipularon Freud y Erik Erikson. Es por eso que he tratado de exponer este método tomando la sexualidad como una parte natural y esencial en la vida de cualquier hombre.

Este método se basa en los conocimientos previos sobre la conducta humana así como la observación de aquellos individuos que tienen una conducta social y seductora de manera nata. No pretende agredir a nadie ni ser utilizado con fines misóginos. Este método pretende ser una herramienta que ayude a superarte y conocerte a ti mismo y ayudarte a llevar una vida sexual y de pareja sana. Cualquier otra utilidad que le encuentres seguramente está en tu propia naturaleza y tus propios principios.

En el fondo, todos buscamos a ese alguien especial con quien superar el conflicto de "intimidad vs. Aislamiento" que planteó Erikson. En el fondo, todos buscamos una persona con quien compartir nuestra vida y formar una familia. Espero que este método te facilite tal propósito algún día y que sepas como superar esa etapa de "experimentación". Llegado el momento deja todo eso atrás y enfócate en vivir y disfrutar plenamente a tu pareja, a tu compañera de vida, porque al final de cuentas, de eso se trata todo este asunto de la seducción, de encontrar a quien te haga feliz y tratar de corresponder haciéndola feliz.

¡Te deseo mucho éxito!

Manos a la obra

Todos podemos darte opinión sobre la manera más eficaz y correcta de abordar a una mujer. Decirte que hagas algo y darte ánimos. Pero sólo tú eres capaz de hacer a un lado la indecisión y el temor y finalmente decidir cuándo entrar en acción. De nada sirve todo lo que puedas leer al respecto y todo lo que nadie te diga si no decides llevarlo a cabo.

El método que te he proporcionado no pretende consagrarse como verdad absoluta e infalible. Como marca la teoría de las inteligencias múltiples, hay formas distintas de resolver un mismo dilema, de ahí que haya tantas opiniones en polos opuestos. Por eso es importante que respondas tus 3 preguntas y comprendas los impulsos del inconsciente (el id y el superyó). Estos impulsos inconscientes rigen la vida de las personas y (por ende) sus opiniones. De esas opiniones contaminadas por el id y/o el superyó, nacen los tan diversos puntos de vista que te puedes topar y te pueden confundir. Una vez que eres consciente de eso es más fácil no solo entender por qué los demás opinan de cierta forma, sino generar tus propias opiniones y actuar libre de conflictos emocionales.

Conforme pongas en práctica el método, seguramente encontrarás puntos en los que estés de acuerdo y otros que tengas que ajustar a tu personalidad. ¡Hazlo! No te limites a lo que hay en este libro, lee más, compara opiniones pero genera tu propio criterio. Solo llevando a la práctica lo que has aprendido tendrás resultados así que ¡adelante!

Bibliografía y Fuentes de Información

- Gerald J. Tortora y cols. Principios de Anatomía y Fisiología 7ma edición. Harcourt Brace Publishers International.1999: 922-956
- Arthur C. Guyton y cols. Tratado de Fisiología Médica 10ma edición. McGraw-Hill Interamericana.2001:1005-1015
- Jonathan S. Berek y cols. Ginecología de Novak 12a edición. McGraw-Hill Interamericana 1997: 429-442.
- Thomson PLM. Diccionario de Especialidades farmacéuticas. 56ª Edición. Thomson PLM edicotres. 2010.
- Carol wade/ Carol Travis. Psychology 5th edition. Addison-Wesley Educational Publishers Inc. 1998.
- Gaby Vargas. La imagen del éxito. Editorial Aguilar. 1998
- Vikas Bhushan, Tao Lee, Rohit Chandwani, Ali Ozturk. First Aid for the USMLE Step 1. McGraw-Hill Medical Publishing Division. 2006:73-74
- Judi James. Editorial Paidós SAICF. La biblia del lenguaje corporal. 2010
- Paul Ekman. Cómo detectar mentiras. Editorial Paidós Mexicana, S.A. 2010.
- Robert T. Kiyosaki, Sharon L. Lechter C.P.A. Padre rico -padre pobre. TechPress. Inc- Editorial Aguilar. 2010.
- Steve Parker. The human Body book. DK Publishing 2007.
- Ed West. How to get hot women into bed. Amorata Press: 118-120

- Jennifer B. Kahnweiler. El líder introvertido. Berret-Koehler Publishers, Inc. 2010.
- Pedro Zaballos Diego, Mariano Ara Martín, Benicio Sanz Colomo. Revisión: El Chancroide. Les Drassanes, Barcelona. Piel 2002; 17 (6): 242-53
- Dr. Carlos Cruz Palacios y cols. Guía de prevención, diagnóstico y tratamiento de las ITS. Fundación Mexicana para la salud A.C. 2011:57-62
- Tad James. An introduction to NLP. Online version. 1999
- Laura Elena Armas y cols. Manual de técnicas de PNL de Estrategias PNL. Primera edición electrónica.2009.
- Páginas web:

  http://es.wikipedia.org/wiki/Feniletilamina
  http://es.wikipedia.org/wiki/Luis_E._Miramontes
  http://es.wikipedia.org/wiki/Aparato_reproductor_femenino
  http://en.wikipedia.org/wiki/Sexual_intercourse
  http://en.wikipedia.org/wiki/Sex_position
  http://en.wikipedia.org/wiki/Woman_on_top_(sex_position)
  http://en.wikipedia.org/wiki/File:Female Ejaculation.jpg
  http://es.wikipedia.org/wiki/Enfermedad_de_transmisi%C3%B3n_sexual
  http://es.wikipedia.org/wiki/S%C3%ADfilis
  http://commons.wikimedia.org/wiki/File:Fine-art nudephotography.jpg
  http://www.dreamstime.com/royalty-free-stock-photos-sexy-couple-image15646428
  http://www.dreamstime.com/stock-image-undressing-panties-image7870291
  http://www.dreamstime.com/stock-image-love-couple-young-women-men-hug-each-other-image18800231
  http://www.dreamstime.com/stock-images-close-up-woman-torso-lingerie-condom-image27455114

Biografía

El Dr. J. Humberto García R. es originario de Tepic, Nayarit, en México. Es médico con especialidad en cirugía general. Cómo parte de su formación ha estudiado las 3 esferas del ser humano: Psicológica, biológica y social. Además realizó estudios adicionales, que involucraron el conocimiento de la psicología general y educativa, por parte de la Universidad Autónoma de Nayarit, San Diego City College y Cambridge.

www.ingramcontent.com/pod-product-compliance
Lightning Source LLC
Chambersburg PA
CBHW031834170526
45157CB00001B/299